AF451407

LES EAUX D'ALIMENTATION

DE LA

VILLE DE PERPIGNAN

LES EAUX D'ALIMENTATION

DE LA

VILLE DE PERPIGNAN

LEUR HISTOIRE -- LEUR ROLE AU POINT DE VUE HYGIÉNIQUE

ÉTUDE CHIMIQUE ET BACTÉRIOLOGIQUE

PAR

J. ESTÈVE

DOCTEUR EN PHARMACIE
CONSEILLER GÉNÉRAL
CONSEILLER MUNICIPAL DÉLÉGUÉ A LA MUNICIPALITÉ
MEMBRE DU BUREAU MUNICIPAL D'HYGIÈNE
DÉLÉGUÉ CANTONAL
PRÉSIDENT DU SYNDICAT DES PHARMACIENS DES PYRÉNÉES-ORIENTALES

MONTPELLIER

IMPRIMERIE SERRE ET ROUMÉGOUS

Rue Vieille-Intendance, 5

1907

AVANT-PROPOS

Considérations générales sur l'hygiène de la Ville de Perpignan

La question des eaux d'alimentation de la Ville a préoccupé de tout temps la population perpignanaise. Depuis 1866 principalement, toutes les Municipalités qui se sont succédé ont fait tous leurs efforts pour doter abondamment la Ville d'eau de bonne qualité.

Bien que Perpignan se trouve aujourd'hui alimenté d'eau potable après avoir dépensé près de 2.500.000 francs pour l'exécution de son fontinal, le résultat obtenu ne peut pas être considéré comme définitif. La quantité d'eau fournie sera, en effet, bientôt insuffisante aux besoins de la Ville, et la position périlleuse de notre galerie de captation en rend la stabilité très aléatoire. Aussi, doit-on se préoccuper d'augmenter le débit des eaux en captant celles de la falaise de Pézilla-de-la-Rivière ou bien celles des sources du Soler qu'on amènera en ville à l'aide de la galerie existante ou mieux encore à l'aide d'une nouvelle.

Il serait imprudent d'oublier que Perpignan a été menacé dernièrement d'être totalement privé d'eau, car notre galerie de captation qui se trouve en plein milieu du lit de la rivière a eu non seulement ses eaux souillées par les eaux superficielles, mais a failli encore être emportée par les crues de ce cours d'eau si impétueux.

C'est la disparition complète du matelas filtrant et l'envahissement de notre galerie de captation par les eaux de la Tet qui ont nécessité les derniers travaux de défense.

Les Epis que l'on vient de construire pour rejeter les eaux de la Tet dans leur ancien lit, isoler et préserver notre galerie de captation feront-ils toujours œuvre utile et durable? On ne doit pas trop y compter et ce sera agir prudemment que de mettre définitivement notre prise d'eau à l'abri des incursions de cette rivière par trop capricieuse.

Cette question vitale des eaux d'alimentation qui a été, est et sera encore probablement la cause de vives polémiques nous a paru intéressante à étudier à plusieurs points de vue.

En notre double qualité de membre de la Municipalité et du Bureau municipal d'Hygiène. nous avons cru faire œuvre intéressante pour nos concitoyens en résumant dans ce modeste ouvrage, sans prétentions littéraires, les diverses phases parcourues par cette importante question pour la résolution de laquelle on leur a demandé de si lourds sacrifices.

Heureux si, par l'exposé des résultats des analyses effectuées par divers chimistes et par nous-mêmes, nous pouvons faire cesser ces diverses discussions qui ont été engagées, souvent bien à la légère, sur une question aussi délicate.

Nos eaux du Fontinal ont été accusées de véhiculer les germes de toutes les maladies infectieuses, à tel point qu'une grande partie de la population a encore pour elles une aversion aussi marquée qu'injustifiée. Nombreux sont, en effet, les habitants de la Ville qui n'en ont pas encore consommé, préférant à ces eaux légères et parfaitement saines les eaux lourdes et souvent polluées des puits particuliers.

Nous éloignant un instant du sujet que nous nous sommes proposé d'étudier, nous voudrions établir que si notre population, qui jouit en général d'un état sanitaire très satisfaisant, a quelquefois payé son tribut aux maladies épidémiques, l'eau ne doit pas toujours être incriminée.

Il importe de se rappeler que, si la fièvre typhoïde et d'autres maladies transmissibles paraissent dans la plupart des cas engendrées par l'absorption d'eaux impures, ce liquide ne possède pas le privilège exclusif de transporter ces bacilles ; d'autres facteurs peuvent être mis en cause, et pour ne citer que les principaux, nous rappellerons les logements insalubres, le manque d'égouts, la mauvaise alimentation, etc..., etc...

Un projet d'égouts à petite section avec appareil de chasse est soumis en ce moment à l'autorité supérieure pour obtenir les approbations d'usage ; il sera mis en voie d'exécution sitôt que l'emprunt et les formalités à remplir auront été réalisés ; il nécessitera, dès sa mise en marche, une grande quantité d'eau. Avec l'établissement de ce réseau disparaîtront les fosses imparfaitement étanches et les puits secs, dont les infiltrations contaminent le sous-sol et exposent les habitants de nos faubourgs aux plus graves dangers en infectant les eaux de leurs puits par des matières organiques.

L'alimentation qui joue un si grand rôle dans la prophylaxie des maladies infectieuses pourra être à l'avenir plus étroitement surveillée.

Les besoins nouveaux créés par la démolition des remparts, les instructions sévères reçues de l'autorité supérieure vont mettre la Ville en demeure de réaliser cette amélioration si souvent réclamée et si impatiemment attendue : l'agrandissement de notre Abattoir municipal. Avec cette réforme disparaîtront toutes les tueries particulières, qui sont autant de foyers d'infection pour les puits de leur voisinage.

Nous avons fait prévoir dans le projet d'agrandissement de l'Abattoir l'installation de porcheries cimentées, à désinfection prompte et facile, qui auront le résultat immédiat d'assainir considérablement le quartier Notre-Dame, en faisant disparaître toutes les étables à porcs, dangereuses pour la santé publique. C'est, en effet, aux infiltrations provenant de ces écuries insalubres qu'est certainement due la contamination accidentelle des eaux de la fontaine artésienne de l'abattoir, qui se trouve à proximité.

Les logements insalubres deviendront, nous l'espérons, de plus en plus rares, grâce aux efforts incessants de la commission d'inspection. Du reste, la tâche de nos hygiénistes sera facilitée par les habitants de nos faubourgs et de nos quartiers populeux eux-mêmes, qui, réfractaires jusqu'à ce jour aux progrès de l'hygiène, se rendront à l'évidence et reconnaîtront que l'hygiène c'est la vie. C'est de leur propre mouvement qu'ils feront disparaître ces foyers infectieux qu'ils amoncellent chez eux en s'y livrant à l'élevage de certains animaux domestiques à qui ils font presque partager leurs appartements intimes, sans se douter que cette promiscuité peut non seulement compromettre leur santé, mais infecter aussi tout un quartier.

Après cette digression un peu longue peut-être, nous allons entrer dans le vrai sujet que nous nous sommes proposé d'étudier : les eaux d'alimentation de la Ville de Perpignan.

INTRODUCTION

Qu'il nous soit permis auparavant de remplir un devoir bien agréable, c'est d'adresser à M. Albert Astruc, professeur agrégé à l'Ecole de Pharmacie, l'assurance de notre plus profonde reconnaissance pour les conseils précieux qu'il n'a cessé de nous prodiguer durant le cours de ce travail. Nous n'oublierons jamais la bienveillance amicale avec laquelle, dans son laboratoire, il a dirigé quelques-unes de nos analyses chimiques.

Nous ne saurions trop remercier M. le professeur agrégé Gaucher, directeur du laboratoire de bactériologie, qui a suivi de près la partie bactériologique de notre mémoire.

M. le professeur Jadin a également droit à toute notre gratitude pour les encouragements qu'il n'a cessé de nous donner et pour l'intérêt qu'il nous a témoigné.

Tous nos renseignements ont été puisés aux archives de la Préfecture, de la Mairie, des Ponts et Chaussées, dans les ouvrages de MM. Jaubert-de-Passa, Henry, Cazanyola. Nous avons pu les compléter par des recherches et des considérations personnelles.

Notre ami Laffon, conducteur des eaux de la Ville, nous a largement aidé dans notre travail, en nous secondant dans les laborieuses recherches faites dans les archives.

C'est à l'amabilité de M. Sambre, le distingué ingénieur de

la Ville, que nous devons les cartes et coupes qui figurent dans notre travail. Il a d'autant plus droit à nos remerciements que c'est toujours avec le plus grand empressement qu'il s'est mis à notre disposition, malgré les nombreux travaux qui l'absorbent.

Origines de Perpignan

Ce n'est que vers 912, sous Charlemagne, que, pour la première fois il est fait mention d'une Villa Perpiniani, domaine rural qui serait le noyau autour duquel s'est constitué un village, devenu plus tard la ville portant le nom de Perpignan. Le premier acte s'occupant de cette agglomération est un acte d'intérêt privé, daté de 927. Perpignan n'est donc pas une ville ancienne ; il n'en est pas dit un mot par les historiens d'avant l'ère chrétienne. ceux qui ont écrit après, jusqu'au neuvième siècle, n'en parlent pas davantage. On peut donc affirmer qu'elle ne date que du dixième siècle.

LES EAUX D'ALIMENTATION

DE LA

VILLE DE PERPIGNAN

LEUR HISTOIRE. — LEUR ROLE AU POINT DE VUE HYGIÉNIQUE.
ÉTUDE CHIMIQUE ET BACTÉRIOLOGIQUE

CHAPITRE PREMIER

Fontaines. — Citernes. — Ruisseau de Las Canals

Fontaine-Neuve (Font-Nova). — En l'an 900, il n'y avait qu'une fontaine pour alimenter le hameau situé aux environs des Places Desprès, Grétry et de l'Huile de ce jour.

Cette fontaine, désignée sous le nom de Font-Nova, était située au pied du mamelon du quartier de la Réal, à son point le plus bas, à l'endroit où se trouve aujourd'hui la bouche d'égout de la rue Fontaine-Neuve. Elle ne pouvait être alimentée que par les eaux pluviales, car aucun ruisseau n'existait sous ce mamelon. Cette version serait prouvée par des lettres patentes du roi Martin, de l'an 900, mentionnant que sa source ayant tari depuis peu, le Roi en avait concédé une autre récemment découverte à cinq cents mètres de la Ville.

En 1406, probablement par suite de la construction de maisons sur le mamelon de la Réal, la Font-Nova fut changée de place et portée à une bâtisse en pierres de taille située entre les rues de l'Université et Emile-Zola actuelles. Cet amas de maçonnerie, où il y avait un réservoir d'eau de 30 mètres cubes, masquait la rue du Musée ; il a été démoli en 1897.

Puits des Jardiniers. — Cette source, désignée sous le nom de Puits des Jardiniers, se trouve encore aujourd'hui en sous-sol de la propriété de M. Vicens, au lieu dit Lunette du Ruisseau, près l'ancienne route d'Elne. Les Consuls amenèrent ses eaux par une conduite à l'ancienne fontaine, et, avec l'excédent, créèrent celle des Carmes, qui se trouvait au bas de l'Arsenal, à l'entrée de la rue du même nom. La Ville s'étendait donc du côté du quartier Saint-Jacques, que cette nouvelle fontaine devait desservir.

En l'an 1123 une concession est accordée au Chapitre d'Elne dont Perpignan dépend, pour l'arrosage de Mailloles, banlieue de la Ville.

Le 5 novembre 1341, le roi Jacques de Majorque, comte du Roussillon, concède aux Consuls le droit de prendre un œil d'eau au ruisseau de Thuir (Sequia real de Tohyr) pour alimenter la Ville et la Citadelle. Ce ruisseau avait sa prise en aval de Vinça et était le seul qui existât à cette époque.

Puits Sainte-Florentine. — En août 1367, Jean Ier d'Aragon fit fortifier la Citadelle. Cette importante place militaire était alimentée par l'eau du puits de Sainte-Florentine dont la source souterraine est intarissable, même par les plus grandes sécheresses. Ce grand puits a 8 mètres de circonférence, 6 m. 50 de profondeur d'eau et 32 m. 50 de profondeur totale. On y descend par un escalier de 82 marches, en ruine aujourd'hui ; il est abandonné maintenant et on peut le visiter avec une autorisation de l'autorité militaire.

La Citadelle possède un autre puits sans source, du côté des cuisines ; il est alimenté par le Ruisseau de la Ville, par une prise spéciale, dite œil de la Citadelle, qui se trouve près de la Lunette du Ruisseau et le pont d'En Selva.

Mais en dehors de ces puits qui servaient à l'alimentation ordinaire, cette forteresse contient des citernes que l'on pouvait utiliser en cas de guerre.

Citernes. — Celle de la Cour du Donjon mesure 400 mètres cubes, celle du côté de l'Infirmerie a la même contenance. Le réservoir de service à côté du Donjon est évalué à 50 mètres cubes. La citerne qui se trouve en dessous de ce réservoir a 120 mètres cubes. Cette citerne et ce réservoir sont aujourd'hui desservis par un moteur prenant l'eau au réservoir de la Ville dont nous parlerons plus loin.

Le Gouverneur de la Place avait, en outre, fait construire d'autres citernes dans des couvents, devant servir de réserve pour les besoins de la garnison. Ainsi :

La Citerne des Carmes (aujourd'hui Arsenal militaire) a 925 mètres cubes. Celle des Minimes (Manutention aujourd'hui) a 240 mètres cubes. Celle de la cour de la Caserne Saint-Jacques a 400 mètres cubes.

Outre ces citernes, dépendant toutes de l'autorité militaire, il en existait d'autres pour les besoins de la population civile. Elles se trouvaient à l'emplacement actuel de l'Ecole Normale des Garçons, des Cours Secondaires des Jeunes Filles, des Bains Saint-Sauveur, de l'Ecole Supérieure, du Dispensaire, du Saint-Sacrement, de l'ancienne Parfaite-Union et de la Miséricorde (aujourd'hui Cité Bartissol). La contenance de ces citernes variait de 100 à 300 mètres cubes ; elles étaient toutes alimentées par le Ruisseau de la Ville.

Ruisseau de Perpignan. --- Ruisseau Royal. --- Ruisseau de Las Canals. --- Le Ruisseau de Las Canals prend sa source en amont du pont d'Ille, à la rivière de la Tet, au lieu dit «Claou Bielle». La crue de 1876 ayant emporté ce pont, le service vicinal en fit construire un nouveau plus long et plus large (voir Carte N° 1) en 1878. Les travaux de défense de ce nouveau pont ayant modifié le lit de la rivière sur ce point, la prise du ruisseau fut reportée un peu en avant de cet ouvrage. Les propriétaires riverains craignant que le barrage en cet endroit ne fût une cause de danger pour leurs propriétés en temps de crue, présentèrent des protestations à M. le Préfet, de 1879 à 1890. Pour faire cesser ces réclamations, la Ville décida, par délibération du 5 mai 1891, approuvée par M. l'Ingénieur en Chef et par M. le Préfet le 22 août de la même année, de construire la digue en maçonnerie avec vanne métallique sous la première arche du pont ; elle est restée depuis au même endroit.

Le canal d'Ille à Perpignan a 31 kilomètres de longueur, il débite 6 meules d'eau, soit 1.800 litres à la seconde. Il traverse dans son parcours divers territoires qui possèdent, dans une certaine mesure, le droit de se servir des eaux à leur passage, pour l'irrigation. Des règlements fixent les jours et heures de la répartition des eaux pour chacun d'eux. Passons en revue les documents qui intéressent ce canal.

Le 7 avril 1423, la Reine Marie. Régente du Royaume, en l'absence du Roi Don Alphonse, accorda des lettres patentes pour homologuer et confirmer les articles du règlement rédigés par le Procureur royal et les Consuls. Elle déclara que le ruisseau connu jusqu'à ce jour sous le nom de Sequia réal de Tohyr, s'appellerait désormais «Ruisseau de Perpignan». A partir de cette date, la Ville possède donc pour son alimentation un canal lui appartenant et dont elle doit assurer la police. Aussi, en 1427 les travaux du Ruisseau de Perpignan, qui s'appellera dans la suite «Ruisseau Royal», puis définitivement «Ruisseau de Las Canals», étant terminés, la Sequia de Tohyr cessa d'exister.

Trois canaux distincts : Le Canal de Corbère, le Canal de Thuir et le Canal de Perpignan allaient marcher de pair. Nous ne nous occuperons que de ce dernier qui intéresse directement la Ville. Il faut cependant noter que tous les documents anciens confirmés par ordonnance du 13 mars 1725, obligent le Ruisseau de Thuir à donner de tout temps une meule (1) d'eau à celui de Perpignan.

Le 17 mars 1438, la concession d'une meule pour la Ville est portée à une meule et demie et quelque temps après à deux meules.

Par lettres patentes de Charles VIII, roi de France, datées de la Rochetablot, du 29 août 1488, les Consuls sont autorisés à faire exécuter à leurs frais les réparations au Ruisseau. C'est le premier acte où les droits des souverains sont aliénés en faveur de la Ville.

Par décret du roi Ferdinand d'Aragon, du 10 septembre 1504, le droit est attribué aux Consuls de Perpignan d'appliquer des amendes pour infractions aux règlements du Ruisseau.

Un arrêté pris à Monçon le 18 août 1510 par Ferdinand roi d'Aragon, confirme la donation de Charles VIII et étend encore les privilèges accordés à la Ville. Cet acte baille à perpétuité aux dits Consuls le Ruisseau et moulins avec concessions de tous droits. A partir de cette date le Rech de Las Canals cesse d'être domanial et devient la propriété de la Ville.

---

(1) La Meule est une ancienne mesure qui équivaut à 300 litres d'eau.

Ce ruisseau, qui avait toujours été bien administré par les Consuls, commence le 2 janvier 1666 à faire l'objet d'une donation irrégulière en faveur d'Antoine Valls. Le 25 juin 1694 les Consuls vont encore plus loin et s'arrogent le droit d'arroser leurs terres, usant ainsi de tous les privilèges légués à leurs fonctions.

A la suite de ces abus, un nouveau règlement intervient le 7 septembre 1701, mais il reste lettre morte, les Consuls s'en inquiétant fort peu.

Le Roi Louis XV, sur l'avis du sieur François Le Gras, seigneur du Luart, intendant du Roussillon, prend un arrêté le 13 mars 1721, ordonnant aux Consuls de donner le Ruisseau à ferme et fixant les jours et heures de diète de chaque commune. Cette décision qui semblait mettre un terme à ce désarroi, trouva de puissantes oppositions.

Sur la demande des Consuls de la Ville, un décret rendu le 13 mars 1725, leur confirme tous les titres anciens. Un édit royal du 19 janvier 1728, pris pour faire respecter le règlement précédent, ne fut appliqué qu'en faveur d'un second arrêté du Conseil d'Etat du 30 décembre 1728, nommant le Chevalier Philibert Orry, Comte de Vignory, Intendant du Roussillon, pour son exécution. Les jours et heures d'arrosage pour les divers terroirs et pour les huit domaines ayant droit d'irrigation sont fixés par ordonnance du 12 août 1728, homologuée le 20 décembre 1729 ; ils sont encore en vigueur aujourd'hui.

Les droits de la Ville et de la Citadelle aux deux meules d'eau qui lui sont destinées sont sans cesse mentionnés dans ce règlement. L'article 4 dispose notamment (pour que ces deux meules d'eau puissent continuellement couler dans le lit du ruisseau) qu'il ne pourra être fait aucune concession dont l'ouverture, œil ou échaux, ne soit à une hauteur déterminée (0ᵐ,056) du plafond du ruisseau. Cette réglementation ne fut pas rigoureusement observée ; les abus continuèrent ; ils fléchirent temporairement sous les dispositions énergiques de l'arrêté d'un général de brigade, préfet du département, en date du 12 germinal an XIII, mais ils se réveillèrent bientôt. C'est ainsi que la plupart des prises d'eau, au lieu d'être établies à la hauteur réglementaire, sont placées en contre-bas du plafond du ruisseau et soutirent jusqu'à la dernière goutte celle destinée à la Ville.

Il existe actuellement 93 œils d'arrosage, alors qu'il y en avait 83 en 1857. En même temps qu'on avait laissé le nombre d'œils s'augmenter, on avait toléré dans l'intérieur de la Ville l'arrosage d'une vingtaine de jardins. Leurs propriétaires à qui, dans la suite, on fit payer une redevance, crurent avoir des droits acquis et commirent des abus. Pour y mettre un terme, le Conseil municipal décida, le 8 mai 1855, de ne plus faire payer de redevance à ces jardins afin de pouvoir leur supprimer l'eau quand la Ville le jugerait nécessaire.

Le Conseil municipal, M. Guiraud de St-Marsal étant maire, réglemente à nouveau le canal, le 12 avril 1843. Outre le bornage, ce règlement fixe encore des amendes à appliquer pour toutes infractions commises, ainsi que pour le tour d'arrosage des divers propriétaires par prise d'eau.

Par délibération du 27 février 1880, le Conseil décide de supprimer le bail à ferme et d'appliquer la régie à partir du 1er janvier 1881.

Ces eaux réservées, qui devaient couler tous les jours au profit de Perpignan, n'y arrivent plus qu'un jour par semaine, du samedi 5 heures du matin au dimanche même heure. Les droits de la Ville et de la Citadelle sont annihilés ; on les mentionne néanmoins dans tous les actes administratifs.

Les ouvrages d'art du Ruisseau sont :

Les voûtes du Boulès où les eaux du Ruisseau passent sous celles du torrent ; le Moulin du Pla de Ralla, à cheval sur le

Ruisseau ; l'aqueduc de Castelnau, où les eaux du torrent passent sur celles du Ruisseau ; les Moulins Couget, Estrade et Comte Ros, à cheval sur le Ruisseau ; la voûte du Mas del Comte Ros, le canal passant sous une colline de 250 mètres de longueur ; l'aqueduc des arcades porté par 21 arches et ayant 300 mètres de long ; la voûte de la Passio-Vieille qui a 130 mètres ; le siphon de la route de Port-Vendres qui a 20 mètres ; l'aqueduc du Papagail, de 35 mètres de longueur et dont la chute a 14 mètres de hauteur. La prise du Ruisseau est à 130 mètres d'altitude, et la fin du Papagail (entrée de la Ville) à 46 m. 615.

En résumé, le Ruisseau de Las Canals, pendant 714 ans avait été la principale base d'alimentation d'eau de la Ville, de 1172 au 26 février 1886, jour de l'inauguration du Fontinal ; nous ajouterons que la police de ce ruisseau est assurée par cinq Réguiers et un Chef de service des eaux, appelé autrefois Réguier Major.

CHAPITRE II

Galeries. — Filtres. — Fontaines. — Sources. — Puits.
Puits artésiens

Galeries. — La première conduite amenant les eaux du
Puits des Jardiniers en Ville étant devenue insuffisante, on
la prolongea en 1456, à travers les rues de l'Université, du
Ruisseau, Girardin, Foy, jusqu'à l'angle de la rue Napincarda, où on établit une nouvelle fontaine. Ayant découvert
une nouvelle source à la rue Pompe-des-Potiers (à côté du
Puits des Bohémiens que nous indiquerons plus loin) donnant un débit de 15 litres à la seconde, on la capta, et, par
une conduite spéciale, on la conduisit par les rues des Potiers
et Fontaine-Neuve à la Fontaine Napincarda. En outre, le
trop-plein de cette fontaine (alimentée par la source précédente et les galeries) fut dirigé par une conduite en poterie
jusqu'à l'hospice de la Miséricorde, à côté de la cathédrale
St-Jean.

En 1800 on construisit deux nouvelles galeries en maçonnerie de 0,80 de large sur 2 mètres de hauteur. La première
part du Puits des Jardiniers, capte sur son passage les eaux
de cette source et celles du sous-sol traversé ; elle a 340 mètres de long, possède 9 regards de visite, et vient aboutir à
la première fortification extérieure de la Place, à l'angle du
viaduc du Papagail, où se trouve la chambre de manœuvre.

La seconde commence à l'ancien moulin à vent qui se trouvait au N° 124 du plan cadastral. Une source nouvelle trouvée à cet endroit et l'eau prise au ruisseau de Las Canals

alimentaient cette seconde galerie de même section que la première.

L'eau du ruisseau de Las Canals n'entrait pas directement dans la seconde galerie dont nous venons de parler ; elle passait successivement par trois filtres distincts les uns des autres et ayant chacun 10 mètres de long sur 4 de large. Ces filtres se trouvent à côté de la source de l'ancien Moulin à vent, entre le Ruisseau et le chemin de la Passio-Vieille ; ils sont constitués par plusieurs couches de sable et de charbon superposées. Après filtrage, l'eau entrait dans la galerie N° 2 et était conduite avec celle de la source du Moulin à vent à la chambre de manœuvre où elle se mêlait à celle de la galerie N° 1 ; de là ces eaux traversaient les fortifications, pénétraient en Ville entre la poudrière et le Fourneau économique actuel par une conduite en maçonnerie, se prolongeant le long des rues du Jasmin et des Carmes et aboutissant à un grand réservoir de partage qui a été démoli en 1890. Cette canalisation n'était pas très étanche ; une grande partie de ses eaux se perdait et se contaminait par des suintements provenant des égouts et latrines des maisons qu'elle longeait. Le 16 germinal an VI, on dut faire protéger la partie amont (entre la rue du Jasmin et les remparts) par des buses en maçonnerie de brique ; ces buses conduisent encore les eaux pluviales et celles qui servent au lavage, jusqu'aux rues des Carmes et du Jasmin.

De la fontaine des Carmes, l'eau était conduite à la Fontaine Neuve, où se trouvait un réservoir de 28 mètres cubes, d'où l'eau s'échappait par deux robinets. Cette canalisation en fonte fut prolongée à travers la rue Saint-Sauveur et la Place au Blé où elle alimenta deux bornes-fontaines en pierre de taille, adossées aux 2 extrémités de la halle aux grains (plus tard Grand Bazar, aujourd'hui place Rigaud). L'excédent des eaux fut dirigé de la même façon à la Place Royale (aujourd'hui, Place de la République) où quatre bornes-fontaines sises au milieu de la place étaient alimentées.

On avait compté aussi lui faire desservir la fontaine monumentale Desprès que nous trouverons plus loin, mais le manque de pression ne le permit que par intermittences.

Toutes ces fontaines alimentées par les galeries, furent supprimées en 1887.

Sources. — Charles-Quint, Philippe II, Vauban et le maréchal Niel, en modifiant les fortifications et faisant creuser de nouveaux fossés autour de la Ville, firent jaillir diverses sources dont nous allons dire quelques mots.

Font de la Sang. — Elle se trouvait au pied des fortifications, derrière l'église St-Jacques et dut son nom au voisinage de la chapelle de la Sang. Cette source de très petit débit était peu fréquentée.

Font del Gat. — Située en face le magasin du Génie, au centre d'une ligne droite tirée des «Temps futurs» à la cascade du Square. Elle était aussi de faible débit, mais plus accessible et partant plus fréquentée que celle de la Sang. (Nos anciens se souviennent encore du légendaire «Serrano» qui vendait là le chocolat, l'anis et l'anisette). Cette source disparut vers 1880. En 1890, au moment de la grande Exposition, on fit des essais pour la retrouver ; ils furent infructueux.

Font d'en Gil. — Elle était disposée à l'entrée des Platanes, au fond des fossés attenants à la porte Notre-Dame et à la rivière de la Basse. Ses eaux allaient ensuite alimenter son lavoir. Cette source disparut définitivement en 1887.

Fontaine Saint-Félix. — Elle était placée au pied de la fortification de la Porte de la République. On essaya, en 1904, avant de combler cette partie des remparts, de conduire ses eaux par une canalisation en fonte vers la Porte, où fut installée une pompe, mais elle n'eut pas les succès de la source et fut désertée ; on reconnut, d'ailleurs, que cette eau était polluée par les puits secs et les fosses d'aisance du Quartier de la Gare.

Les emplacements actuels occupés par ces quatre fontaines sont aujourd'hui comblés par suite du dérasement de l'enceinte fortifiée.

Fontaine del Toro. — Aux Tanneries, à l'emplacement actuel du Café Glacier et des maisons Fourcade-Abblard, on trouvait, presque au niveau des berges de la Basse, la fontaine del Toro, qui disparut lors de la construction du quai de la rive gauche, en 1876.

Fontaine de la Mara du Deou Pichouse. — Au débouché de la rue de l'Ange à la Place Arago, au pied des anciennes fortifications se trouvait une autre source, dite de la Mara du Deou Pichouse. (La niche de la Vierge existe encore aujourd'hui à la maison Falcon.) Cette source disparut quand on construisit le quai de la rive droite, en 1856.

A l'énumération de ces sources, intéressant surtout l'intérieur de la Ville, il faut en ajouter quelques autres situées à quelque distance.

Fontaine Saint-Martin. — Elle se trouve sur les berges du Ganganeil, à l'entrée de la route de Thuir ; cette source est importante et son eau très recherchée, même actuellement.

Fontaine d'Amour et Fontaine minérale. — La Fontaine d'Amour, qu'on voit en face le nouvel Hospice de la Miséricorde, est délaissée aujourd'hui, bien que l'eau en soit très fraîche et abondante. Il n'en est pas de même de sa voisine la Fontaine Minérale, qui se trouve au pied du Ganganeil. Son eau ferrugineuse a toujours été recherchée, mais le débit de cette source (qui n'a jamais été important) tend à disparaître depuis certains travaux faits dans la propriété de M. de Chefdebien.

Fontaine de la Bagatelle. — A la demande des Consuls, Napoléon Ier signa à Trianon, le 7 août 1810, un décret autorisant la Ville à agrandir la Promenade de la Fontaine d'Amour et à acquérir la source de la Bagatelle et ses dépendances. Cette acquisition fut faite le 8 août 1811 (M. Bernard Arnaud étant maire) pour la somme de 1.200 francs. Cette fontaine qui existe encore aujourd'hui se trouve en face de celle d'Amour, dont elle alimente le lavoir de même nom.

A citer encore la Font d'al Pardal, près la route de Prades, et la Font dal Prat dals Caballers, près le Mas Anglade. La première se trouve en amont de Perpignan, et la seconde en aval, toutes les deux voisines de la rivière de la Tet. Ces fontaines n'ont été fréquentées de tout temps que dans des parties champêtres.

Puits. — Pour compléter le système d'alimentation d'eau, la Ville avait fait creuser un certain nombre de puits, mais les maisons importantes avaient aussi chacune le leur. Les eaux des uns et des autres ne servaient guère qu'à l'alimentation des bestiaux, aux usages domestiques et au rafraîchissement des boissons Nous allons énumérer ceux de la Ville dits « Puits publics » ; les uns ont été abandonnés, les autres sont encore en service.

Puits abandonnés. — Puits de la Monnaie à Saint-Mathieu, au bas de la rue des Sureaux ; des Esplanades, abandonné en 1875 faute d'eau ; de l'impasse Jérusalem, à côté de la rue de la Fusterie ; du Rond-Point des Tanneries (Place Bardou-

Job) ; de la Cour de la Mairie ; de la Place des Mulets (Pompe dals Ases), près l'église de la Réal ; le Puits des Chaînes, à Saint-Mathieu ; des Bohémiens, à Saint-Jacques, près des Remparts ; des Jardiniers, à côté de la rue de l'Aloès ; des Chats, dans la rue du Ruisseau, en face de l'usine Bardou-Job.

Tous ces puits de 10 à 15 mètres de profondeur ont une nappe souterraine importante ; ils ne sont plus en service ; leurs pompes ont été enlevées, mais ce n'est pas suffisant. En effet, certains d'entre eux, entr'autres ceux des Chaînes, des Jardiniers et des Chats, devraient être comblés. Creusés dans le tuf, sans ceinture de maçonnerie, ils peuvent s'ébouler et menacer la sécurité publique. C'est pour cela d'ailleurs qu'on fit combler, d'urgence, en 1886 le puits Saint-Jacques, au Puig, qui avait 25 mètres de profondeur et presque pas de nappe d'eau.

Puits en service. — Les puits du Jardin de la Pépinière ; de la Cour de l'Ancien Palais de Justice ; du Curé, rue porte de Canet ; de l'impasse du Mas Saint-Jean et du Parvis Saint-Jean, attenant tous les deux à la Cathédrale ; de la place de la Caserne Saint-Martin ; de la rue de la Lanterne ; des Cimetières Saint-Martin et de l'Ouest ; les puits Croux et Dantjou, tous les deux à Saint-Gaudérique ; celui du Hameau de Château-Roussillon ; tous ces puits sont munis d'une pompe et sont encore en service.

Puits Artésiens. — Le premier puits artésien, foré dans le département au Mas Fraisse, près Toulouges, en 1829, ayant donné de très bons résultats, la Ville voulut profiter de ces nouvelles sources. M. le baron Desprès ayant fait don d'une belle fontaine qu'on édifia sur la Place de la Liberté (Place de la République), on fit, en 1831, un essai de puits artésien pour l'alimenter. Les travaux ne donnant pas de résultats et l'inauguration devant avoir lieu le 29 octobre de la même année, on se contenta d'y conduire les eaux des Filtres. Ces travaux furent repris en 1836, mais sans succès.

Puits artésien de la Place Saint-Dominique (aujourd'hui : « Révolution Française). — En 1837, M. Pons, Maire, chargea M. Fauvelle, entrepreneur, de forer un puits à la Place Saint-Dominique. Lorsqu'on fut arrivé à 180 mètres de profondeur, l'eau monta à 1m80 en contre-bas du sol. On essaya, en forant davantage, d'élever le plan d'eau, mais sans y réussir. La crainte de perdre cette source fit laisser le puits dans cet état. On y plaça, ainsi qu'aux suivants, une pompe qui fonctionne encore aujourd'hui.

Puits artésiens de la Place du Marché-Neuf, de la Loge, du Pont d'En Vestit. — En 1847, 1848 et 1851 on fora les puits du Marché-Neuf, du Pont d'En Vestit et de la Loge. On aboutit au même résultat que pour celui de Saint-Dominique : l'eau monta à 2 mètres en contre-bas du sol, malgré que les forages aient descendu jusqu'à 140 et même 165 mètres pour quelques-uns.

Puits artésien au Faubourg Notre-Dame. — Le forage du puits du Faubourg Notre-Dame, commencé le 9 juin 1856, fut arrêté le 6 juin de l'année suivante, à 158m50 de profondeur. C'est le seul qui donna réellement les résultats attendus.

Son eau, qui jaillissait au-dessus du sol à jet continu, s'échappa, de 1857 à 1883, par 4 orifices d'une fontaine, placés à un mètre de hauteur ; mais peu à peu son débit alla en s'affaiblissant jusqu'à presque extinction. On attribua cette diminution aux nombreux forages faits dans les communes environnantes : Toulouges, Canohès, Bages, etc.... En 1883, on continua le forage jusqu'à 180 mètres, mais sans résultats satisfaisants. On descendit alors la fontaine à un mètre en contre-bas du sol ; elle coule depuis cette époque par deux jets continus.

Puits artésien de la Place Arago. — En 1864, le 21 mars, des travaux du même genre furent entrepris à la Place Arago; ils furent arrêtés le 22 mai 1865, à 190 m. 45 de profondeur. L'eau ne jaillit pas à la surface et s'arrêta à 2 m. 50 au-dessous du sol de la Place. Le 21 septembre 1879, à l'inauguration de la statue Arago, on dut déplacer la pompe qui se trouve depuis en face les magasins de Paris-Perpignan.

Le 14 décembre 1874, un troisième essai de forage fut fait à la place des Esplanades, mais n'eut pas plus de succès que les premiers.

En 1878, on fit un puits ordinaire au Cimetière de l'Est ; ne trouvant que l'argile à 20 mètres de profondeur, on continua par un forage qui descendit à 100 mètres. L'eau obtenue a un très faible débit ; elle est élevée à la surface par une pompe.

Le 21 février 1896, on finit de forer un nouveau puits au Haut-Vernet, à côté de la Méridienne Arago ; il a 80 mètres de profondeur environ ; l'eau n'arrive qu'à un mètre du sol d'une agouille au milieu de laquelle il est placé ; elle est distribuée par une pompe.

Puits artésien Escarguel. — Tous les puits artésiens précédents sont municipaux ; il en est un appartenant à un particulier, situé au Moulin Escarguel, dans la cour Chichet-Escarguel. Sa profondeur est de 99 mètres ; il coule à 1 m. 30 au-dessus du sol. Depuis 1905, M. Henri Escarguel a conduit cette eau par un tuyautage jusqu'à la route de Prades, où les habitants peuvent venir s'alimenter.

CHAPITRE III

Projets d'alimentation non-exécutés

Comme nous venons de le voir, Perpignan était alimenté en eau, avant l'établissement du Fontinal actuel, dans ses quartiers bas, par des puits artésiens, des fontaines et des puits pratiqués dans les maisons particulières : dans ses quartiers hauts (la Réal et Saint-Jacques) par des puits seulement. Ces diverses sources donnaient l'eau potable et nécessaire à l'usage économique et industriel. Certains prétendaient qu'un tel service des eaux était suffisant, malgré le développement de la Ville et l'accroissement de la population ; d'autres estimaient, avec juste raison, que l'extension du bien-être social, les habitudes de salubrité et de confort qui se généralisaient et les besoins industriels, impliquaient aux autorités le devoir d'en améliorer la qualité et d'en augmenter le débit.

La qualité de l'eau consommée laissait, en effet, beaucoup à désirer. Celle fournie par les fontaines, alimentées par le ruisseau de Las Canals, ne présentait pas toutes les garanties désirables ; amenée en ville par une conduite à ciel ouvert, elle pouvait être facilement polluée et on ne pouvait guère compter sur les Filtres pour l'améliorer, car ils n'étaient pas assez souvent renouvelés. Les galeries et réservoirs étaient en mauvais état ; ceux-ci destinés à conserver l'eau pour une période de huit jours, la laissaient perdre par suite de nombreuses infiltrations, tout au plus n'en conservaient-ils que pour trente-six heures. En outre, ces réservoirs renfermaient toujours un énorme dépôt de terre boueuse.

Quant aux eaux des puits, soit publics, soit particuliers,

leur qualité est très supecte. Provenant de nappes souterraines, qui séjournent sur une couche imperméable, leur compo-
sition est très variable. Elles sont souvent chargées de subs-
tances étrangères en dissolution, dont la quantité varie suivant
que l'écoulement est plus ou moins rapide. Les puits, creusés le
plus souvent dans les habitations. sont imparfaitement à l'abri
des souillures par les matières organiques, dues aux infiltrations d'eaux ménagères ou au voisinage d'écuries et fosses non-
étanches. Nous ne saurions trop insister en recommandant à nos
concitoyens qui les recherchent en été, à cause de leur fraîcheur,
de se montrer très circonspects avant de les employer et de
veiller surtout à ce que leurs puits soient à l'abri des contami-
nations. Dans cet ordre d'idées, on ne saurait trop répéter
qu'il faut éviter de jeter sur le sol des eaux souillées qui, péné-
trant dans les puits des voisins. pourraient déterminer des
empoisonnements. C'est ce qui a fait dire par un de nos plus
distingués hygiénistes : «Envoyer des eaux altérées dans le
»sol sans savoir ce qu'elles deviennent, c'est absolument un
»acte de même ordre que de décharger une arme dans l'obscu-
»rité, sans s'inquiéter si les projectiles tomberont à terre ou
»atteindront un passant». (Bouchardat).

Mais à part ces considérations, il y avait aussi à tenir compte
de la pénurie de l'eau, car :

1° La quantité débitée par les puits artésiens était bien
petite en supposant même qu'aucune cause ne vînt en contra-
rier l'ascension ;

2° Le débit des fontaines était fréquemment interrompu,
soit par le desséchement du canal qui les alimentait, soit par
la dérivation complète des eaux par les riverains des territoires traversés par le ruisseau de Las Canals et qui possèdent
le droit de s'en servir pour l'irrigation ;

3° L'eau d'un grand nombre de puits manquait aussi pendant les fortes chaleurs.

De sorte que, la mauvaise qualité de l'eau, son insuffisance surtout pendant l'été, au moment où elle est le plus nécessaire, poussèrent les Consuls à chercher un nouveau système d'alimentation en eau potable. Ce sont les diverses étapes parcourues dans cette voie que nous allons maintenant mettre en relief. Nous suivrons l'ordre chronologique et nous décrirons au fur et à mesure qu'on les a proposés les divers projets qui ont été présentés en indiquant, lorsque ce sera possible, les raisons pour lesquelles ils n'ont pas été exécutés.

Projet non daté ni signé. — Dans le premier projet qui n'est ni daté ni signé et qui paraît remonter à 1777, un particulier connu offrait de procurer à la Ville à un endroit convenu, une ou plusieurs sources qui, réunies, formeraient un volume de 14 canettes (1) d'eau de bonne qualité. De ce point, elles seraient conduites dans tous les endroits de la Ville rapprochés du rempart allant de la Porte Saint-Martin à la Porte Notre-Dame. Estimation pour recherches et canalisations : 15.000 livres.

Projet Colonge. — Le 12 mars 1777, l'entrepreneur Antoine Colonge, qui avait déjà fait d'importantes réparations à la Fontaine Saint-Martin en 1772, offre de donner à la Ville et de faire monter par une conduite à la Place du Puig, où un réservoir serait construit, 12 tuyaux d'eaux vives qui seraient distribués de ce point dans les divers quartiers: l'eau prise auprès du Pont Traoucat de l'agouille de Mailloles, ainsi qu'à Orle et à Toulouges, serait conduite par le moyen d'aqueducs surnageants. Le devis s'élevait à 50.000 livres.

Projet Carrier. — Le projet précédent n'ayant pas abouti,

---

(1) **Canette** : ancienne mesure de capacité qui équivaut à 20 litres.

M. l'Intendant du Roussillon, Raymond de Saint-Sauveur, arrivé à Perpignan en 1778, se préoccupa beaucoup de l'assainissement de la Ville. Il fit dresser un nouveau plan d'alimentation d'eau, par Carrier, Sous-Ingénieur des Ponts et Chaussées et le proposa au Corps municipal qui l'adopta De plus, ces eaux prises à Toulouges furent envoyées à Paris et, après les essais chimiques exécutés sous les yeux de MM. Parmentier et Bayen, elles furent annoncées comme les meilleures du royaume. Cet Ingénieur proposait l'établissement de conduites et d'un réservoir. Celui-ci était destiné à fournir l'eau aux habitants aisés dans leurs maisons, ce qui devait procurer à la Ville les ressources nécessaires pour subvenir à l'entretien journalier des canaux et des fontaines. La dépense était évaluée de 50 à 60.000 livres.

Les événements de Mai, Juin et Juillet 1789 qui commencèrent notre grande Révolution en arrêtèrent l'exécution.

Il nous a paru que l'exposé de ces trois projets, simples et peu coûteux, méritait une place dans l'historique de nos eaux d'alimentation. Il démontre que dès cette époque, déjà ancienne, des citoyens à l'initiative généreuse reconnaissant le rôle salutaire que l'eau saine et abondante peut jouer sur la santé publique, firent de louables efforts pour en doter la Ville de Perpignan.

Projets divers de 1828 à 1842. — En 1828, le projet Colonge fut repris sur de nouvelles bases, mais comme il ne fut pas conduit avec beaucoup d'activité, le 25 mai 1830, M. le Préfet rappelle au Maire de dresser d'urgence les devis définitifs. M. Jaubert, Adjoint, et M. Amiel, entrepreneur, les présentèrent; ils s'élevaient à la somme de 20.000 francs.

Le 9 décembre 1840, M. Guiraud de St-Marsal, Maire, se préoccupe de nouveau de la question. Il fait désigner une commission des eaux dont font partie, sous sa présidence,

Messieurs Picas, Lafabrègue, Carbasse, Cruchandeu, Méric
Jacques, Guiter et Fraisse. Sur les données de M. Caffe,
architecte de la Ville, on modifie les galeries; la dépense se
chiffre par 20. 000 francs; mais cette modification n'améliorant pas la situation, M. Guiraud de St-Marsal et la même
commission font appel en 1842 aux ingénieurs et architectes
de la Ville pour chercher une autre solution : MM. Caffe
et Fauvelle, Agent voyer chef, y prennent part. Le premier
est d'avis de prendre l'eau au ruisseau de Las Canals à la
Lunette de Canet; le second présente plusieurs systèmes:
l'un utilisant des filtres et répondant à celui de M. Caffe,
est évalué à 419.000 francs; l'autre employant des turbines
à 190.000 francs; un troisième avec machines à vapeur à
220.000 francs. Dans ces trois systèmes, l'eau était toujours
prise au ruisseau de Las Canals, aux abords de la Lunette
de Canet.

Mais de nouveaux projets furent bientôt présentés. On proposa de forer des puits artésiens, la dépense prévue était de
74.312 francs. On imagina d'amener les eaux des sources de
l'Hospitalet du Soler; de prendre en passant celles du Mas
de l'Eule, celles de Toulouges et de les amener toutes à un
bassin que l'on construirait au Puig. Le devis évaluait la dépense à 340.000 francs, en y comprenant 4 fontaines monumentales et 40 bornes-fontaine. La Commission et particulièrement M. Guiraud de St-Marsal trouvant que ces propositions ne répondaient pas aux besoins de la Ville et que les
prévisions de dépense étaient bien au-dessous de la réalité
invitèrent M. Fauvelle à faire de nouvelles études.

Projet Fauvelle. — M. Fauvelle était d'avis de construire
une galerie de captation le long du ruisseau de Las Canals
au territoire de Canohès à la métairie Estrade, aujourd'hui
Justin Vallarino. La canalisation devait être à trois mètres

des berges du ruisseau et le sommet de la voûte à 1 m. 85 en contre-bas du canal ; la conduite devait avoir 1,80 de haut et 1,20 de large. On estimait que, dans le parcours de cette métairie, l'eau captée serait suffisante, et que, dans le cas contraire, la galerie pourrait être poussée en amont du ruisseau, suivant les besoins. Le Conseil ne donna son approbation que sous réserves et conditions. Il vota 5.000 frans pour faire des sondages et après avoir obtenu l'autorisation de M. Estrade permit à M. Fauvelle de faire exécuter 50 mètres de galerie de captation qui devaient rester pendant un an à l'épreuve. L'essai fut désastreux ; la canalisation s'écroula en grande partie, des dégâts importants furent commis au ruisseau et à la métairie Estrade et les travaux furent abandonnés d'urgence.

Ces insuccès portèrent les Municipalités qui se succédèrent jusqu'en 1866 vers les puits artésiens dont nous nous sommes déjà occupé.

Projets sous Municipalité Passama. — Trois systèmes étaient proposés en 1866 : le premier établissait un château d'eau sur les rives de la Tet avec l'eau pour moteur ; il fut rejeté par crainte de ne pas trouver assez de force pour élever l'eau fontinale à la Place du Puig, située à 16 m. 50 au-dessus du niveau du seuil de la porte Notre-Dame ; le second consistait dans le même moyen en se servant de la vapeur pour moteur ; on l'écarta à cause des frais d'établissement et d'entretien ; le troisième prévoyait une galerie souterraine placée dans le bassin d'Ille et l'amenée de l'eau par une canalisation mise dans le plafond de Las Canals ; on n'y donna pas plus de suite qu'aux précédents.

M. Pasqueau, Ingénieur, étudie deux combinaisons en Juillet 1867. La première prenait les eaux vers le Soler et les amenait soit par le Moulin de Canohès dans le ruisseau de

Perpignan, soit directement à Perpignan par une conduite forcée placée sous la route impériale N° 116 ; la deuxième les captait près de Perpignan dans des puits de filtrations et les élevait mécaniquement. Dépense approximative 500.000 francs.

A signaler à la même époque le projet présenté par Monsieur Destaville, Curé de Porta, basé sur la méthode hydroscopique de l'abbé Carrier dont l'électro-magnétisme est l'âme. Il devait assurer l'eau potable nécessaire à l'alimentation de la Ville moyennant une dépense de 126.000 francs. Il fut rejeté par crainte de ne pas trouver assez d'eau, l'hydroscopie appliquée à la recherche des courants souterrains était trop peu connue pour en induire des données certaines.

Projet Testory, Pharmacien, ancien Maire de la Ville. — En décembre 1868, M. Testory propose l'établissement sur la rive droite de la Tet, un peu au-dessus du Pont du chemin de fer, d'une tour appropriée, avec machine hydraulique ou à vapeur, pour élever l'eau prise dans les couches souterraines de la rivière à la hauteur du canal de la Ville. Cette eau serait conduite par un tube en fer partant du sommet de cette construction et s'abaissant pour former siphon ; il suivrait le plan de terrassement du chemin de fer, passerait sous la Route d'Espagne près la briquetterie Villacèque et de ce point remonterait la pente légère du versant Sud, du cotèau Puig Juan; c'est sur ce coteau que passe le ruisseau de Las Canals et que le tube aurait repris son niveau. Le projet Testory prévoyait deux réservoirs destinés à conserver l'eau en cas d'accidents imprévus, placés l'un à côté de l'Eglise St-Jacques l'autre au fond de l'Esplanade de la Réal. Ensemble du projet : 235.000 francs.

Projet Labbé et Pasqueau. — En juillet 1870, le Conseil municipal est saisi de deux projets : l'un par machines élévatoires reprenant le projet Testory ; l'autre de Messieurs Labbé et Pasqueau, Ingénieurs, à qui la Ville en avait confié l'étude dès 1868. Ce dernier consiste à dériver les eaux des sources des falaises du Soler et à les amener par une conduite forcée disposée sous la route Impériale de Perpignan à Prades. Il donnait 50 litres à la seconde, soit 150 litres par jour et par habitant pour une population de 30.000 âmes. La dépense était évaluée à 480.000 francs, et même 600.000 si on y comprend la distribution intérieure de la Ville pour le service public. En présence de ces deux études, la Ville donna la préférence à celle de MM. Labbé et Pasqueau, sur les conseils de M. Malbes, Ingénieur des Ponts et Chaussées, qui estime que l'écoulement direct est plus économique, plus sûr et plus avantageux et cela pour les raisons suivantes :

Le débit des sources du Soler est suffisant pour l'alimentation de la Ville; l'altitude de leur point d'émergence permet de les amener sur le glacis intérieur de la Citadelle, d'où la distribution est facile sur tous les points. L'alimentation par écoulement direct coûterait, d'après les devis de M. Pasqueau, 420.000 fr. et devrait être portée, d'après M. Malbes, à 450.000 et même 480.000, tandis que l'élévation par machine coûterait 678.000 fr.

Cependant il était à craindre que dans la dérivation des sources du Soler, la Ville ne fût entraînée dans des procès et exposée à payer de fortes indemnités ; au surplus, ces sources pouvaient tarir ou être coupées par des travaux supérieurs. Pour éviter ces ennuis et ces dangers, on estima qu'il serait préférable d'aller chercher l'eau dans le lit de la Tet à la hauteur de Saint-Féliu-d'Avall. Il ne faudrait pas ici acquérir de terrain ni acheter les sources du Moulin Sagarre et de l'Hospitalet ; on échapperait aussi aux oppositions et aux procès onéreux, tout en obtenant de meilleurs résultats puisque, avec un tuyau de 32 centimètres et une dépense moindre, on aurait le volume d'eau nécessaire à la population de Perpignan. La guerre empêcha de poursuivre la réalisation d'une pareille étude.

Ce ne fut que le 14 mai 1875, sur la demande de M. Tastu, Ingénieur en Chef, M. Tournal étant Maire, que l'on vota une somme de 4.000 fr. pour faire des sondages près de la future galerie, afin d'être bien fixés sur la valeur en eau de la couche souterraine. Cette décision est rapportée le 2 juin de la même année. M. Tournal, Maire, ayant déclaré que de nouvelles fouilles sont inutiles puisqu'elles ont été faites à plusieurs reprises par Messieurs les Ingénieurs, et qu'elles ont été concluantes.

Malgré ces considérations, on reprend le projet de MM. Labbé et Pasqueau qui est adopté et transmis à M. le Préfet pour prescrire les enquêtes de commodo et incommodo nécessaires, afin d'arriver à obtenir la déclaration d'utilité publique. Evaluation du devis : 830.000 fr. environ.

Le 21 septembre 1875, M. le Préfet nomme la Commission d'enquête ; celle-ci donne les résultats suivants le 11 février 1876, enregistrant les protestations :

1° du Maire et du Conseil municipal du Soler ;

2° de l'Association Syndicale du Soler ;

3° des habitants de cette Commune ;

4° des usiniers du Moulin.

Les protestataires demandent qu'on leur garantisse :

1° le niveau actuel des puits du village ;

2° le débit actuel du ruisseau ;

3° le débit de la Fontaine de la Place ;

4° la création d'une nouvelle fontaine alimentée par le Fontinal.

MM. Labbé et Pasqueau estiment que le sous-sol du territoire du Soler est formé par un banc compact d'argile, se relevant de tous côtés comme une cuvette et contenant une grande

quantité d'eau, dont le trop-plein s'échappe sur divers points
d'un escarpement dominant les bas-fonds et s'étendant jusqu'à la rivière de la Tet. Ce trop-plein débite un volume
d'eau plus considérable que celui qui serait dérivé pour l'alimentation de la conduite dirigée vers Perpignan. La saignée
faite ne peut donc affecter que le trop-plein sans nuire à la
nappe d'eau elle-même où sont pris les canaux d'arrosage du
territoire du Soler, la fontaine et les puits de cette Commune.
Malgré les protestations soulevées, le Conseil décide d'acti-
ver par des démarches la déclaration d'utilité publique, tout
en n'abandonnant pas, d'autre part, l'avis de M. Tastu, lequel
préconise de nouveaux sondages dans les sous-sols de la Tet.

Le 5 septembre 1876, le Ministre de l'Intérieur, suivant
l'avis du Conseil d'Etat, informe la ville de Perpignan
qu'avant de prendre l'arrêté de déclaration d'utilité publique,
il faut qu'elle s'engage formellement :

1° A cesser les travaux de captation et de détournement des
eaux du Soler dès qu'il sera constaté que ces travaux ont
pour effet de diminuer, dans des proportions préjudiciables
aux habitants du Soler, le volume des sources dont ils jouis-
sent actuellement ;

2° A indemniser les intéressés pour le préjudice causé
temporairement.

La Ville souscrit à ces engagements, et, le 20 novembre,
notification est faite au Conseil d'un décret du Président de
la République déclarant d'utilité publique les travaux de
captation, de conduite et de distribution des eaux du Soler,
pour l'alimentation des nouvelles fontaines de Perpignan. Le
même décret autorise la Ville :

1° A acquérir à l'amiable ou par voie d'expropriation, les
eaux et terrains nécessaires pour l'exécution du projet, conformément aux plans qui ont servi de base à l'enquête ;

2° A emprunter la somme de 1.000.000 de francs, remboursable en 20 ans pour payer les travaux de distribution d'eau et de défense, contre les inondations.

Le 5 décembre 1876, sous la présidence de M. Testory, Maire, le Conseil, après examen comparatif des diverses propositions pour l'exécution d'un système de distribution d'eau, décide que le service des Ponts et Chaussées, offrant le plus de garanties, en sera chargé.

Projet Tastu. — Entre temps, M. Tastu, Ingénieur en Chef, continue ses recherches. Le 27 décembre 1876, il présente les grandes lignes et conditions de son étude, consistant à creuser une galerie de captation pour amener en Ville les eaux souterraines de la Tet, au moyen d'une conduite forcée. Il propose de construire d'abord la galerie et l'on jaugera pendant un assez long espace de temps la quantité d'eau qu'elle pourra débiter à la seconde. Cette première dépense est évaluée à 250.000 fr. M. Tastu remet son projet le 24 août 1878; il doit faire l'objet, d'après l'avis du Conseil Supérieur des Ponts et Chaussées, d'une nouvelle déclaration d'utilité publique. On estime que le débit sera de 75 litres à la seconde, soit 20 litres par habitant. La captation partira de la cote 64 mètres d'altitude, pour aboutir à un réservoir de 4.000 mètres cubes situé dans la cour de la Citadelle. Ce plan est approuvé par le Conseil municipal, à la date du 26 octobre suivant, et on demande à M. le Préfet de le déclarer d'utilité publique.

Le 14 février 1879, l'Etat autorise la Ville à construire dans la cour de la Citadelle un réservoir pouvant contenir 4.000 mètres cubes, avec ses accessoires, et à établir dans la traversée des fortifications, les conduites nécessaires pour desservir ce réservoir et la Ville. On accorde aussi de placer des fontaines sur les glacis des fortifications. En échange, la Ville concède sans redevance, à l'Etat, la jouissance et l'usage particulier pour ses établissements militaires, de 100 mètres cubes par jour de l'eau qu'elle amènera, à l'aide de la nouvelle canalisation.

Modification du projet du Soler. — Projet Denamiel. — Le projet du Soler n'était cependant pas définitivement abandonné.

M. Denamiel présente, le 26 octobre 1878, quelques modifications à l'ancien, qui permettront d'en améliorer considérablement le résultat, et son projet, pour être adopté, nécessitera une nouvelle déclaration d'utilité publique. Dans cette étude, la galerie de captation se compose de deux branches formant entre elles un angle très ouvert. La branche amont part de la falaise près de l'Hospitalet, pour venir rejoindre le chemin de fer de Muguas, et la branche aval est dirigée obliquement entre le chemin de fer et la route. Ces modifications ont pour but d'augmenter le débit, car, pendant la saison humide, celui des sources du Soler est de 65 litres à la seconde et même de 45 à 55 litres seulement pendant la saison sèche ; or, le captage des eaux des sources autres que celles du Soler et de l'Hospitalet l'augmenterait de 20 à 30 litres par seconde. Devant des dépenses aussi considérables à faire, le conseil très avisé, estime de son devoir de rechercher le meilleur résultat et de ne pas se contenter d'un débit qui deviendrait insuffisant à bref délai. Le surcroît des dépenses de la Ville nécessité par ces modifications sera bien inférieur à ce que coûterait, dans quelques années, le remaniement du système de captage des eaux pour en augmenter la quantité. La somme de 122.000 francs fut nécessaire, comme supplément des dépenses déjà engagées et cela pour indemnités et expropriations ; cela portait le montant du devis à 1 million 100.000 francs.

Le 22 novembre 1879, M. Tastu, ingénieur en chef, transmet le dossier d'adjudication pour les travaux relatifs à la galerie drainante du Soler et à la conduite qui lui fait suite. On attend pour procéder à l'adjudication le décret d'intérêt public, qui n'est rendu que le 20 mai 1880. Le 23 septembre de la même année, une circulaire ministérielle autorise les ingénieurs des Ponts et Chaussées à s'occuper de diriger les travaux, mais décline la responsabilité pécuniaire.

Le 23 septembre 1880, les travaux sont adjugés :

Le premier lot : galerie et conduite d'amenée d'eau en ciment : 227.000 francs, à M. Jouffray. — Le deuxième lot : réservoir de la Citadelle : 129.000 francs, à M. Serratrice.— Le troisième lot : distribution en ville, tuyaux en fonte et fontainerie : 443.000 francs, à M. Echenoz.

Projet Roux, ingénieur hydrologue. — Le 30 novembre 1880, les difficultés de toutes sortes qui se présentent pour l'exécution des travaux, les dépenses qu'ils entraîneraient en dehors des prévisions, l'incertitude du volume d'eau que l'on obtiendrait, poussent la Municipalité à examiner la proposition de M. Roux, consistant à amener en ville un volume d'eau filtrée de 120 litres à la seconde. L'eau serait prise dans le sous-sol de la rivière de la Tet, par une galerie de filtration pratiquée dans les rives au droit du village de St-Félin-d'Avall, à l'altitude de 73 mètres au-dessus du niveau de la mer. Une conduite en fonte partirait de cette galerie, suivrait la plaine inférieure, pour aboutir à la route nationale, à Ste-Eugénie. Elle se continuerait à partir de ce point comme le projet primitif. Tous les travaux de captation d'eau, de conduite d'amenée, de construction de réservoir, de distribution en ville et de fontainerie, seraient exécutés moyennant un prix forfaitaire de 1.450.000 francs. Ce devis comprend tous les frais d'acquisition de terrains, d'occupation temporaire et le désintéressement des adjudicataires actuels, s'il y a lieu. Cette proposition est rejetée parce qu'elle ne repose sur aucune donnée précise.

Fut écartée comme la précédente, la proposition de captation d'eau par un barrage de la rivière au-dessus du Soler.

Abandon du projet Denamiel. — Projet des machines élévatoires. — Les procès multiples dont la Commune du Soler et les usagers de l'eau de ce village menacent la Ville, et l'assignation lancée contre elle par l'Association Syndicale du Vernet et Pia, font abandonner le projet Denamiel le 18 mai 1884.

Le 28 août de la même année, M. Mercadier étant Maire, le Conseil vote une somme de 10.000 francs pour faire des expériences aux abords de Perpignan à l'effet de savoir si on trouvera, dans le sous-sol de la Tet, la quantité d'eau nécessaire. Ces recherches sont confiées à l'Administration des Ponts et Chaussées, sur l'acceptation de M. Parlier, Ingénieur en Chef. Encouragé par le résultat obtenu, le Conseil vote un second crédit de 10.000 francs pour continuer les sondages.

Dans un rapport daté du 17 décembre 1881, les Ingénieurs rendent compte des fouilles, dont les résultats sont très satisfaisants. D'après les essais exécutés, on peut prévoir un rendement de 100 litres au minimum à la seconde, pris dans les graviers de la rivière, à l'aide de machines élévatoires. La galerie devrait être construite à une profondeur de 3 à 4 mètres. (On fit un grand puisard au marché aux Fourrages et deux locomobiles ne firent pas baisser la nappe d'eau.) Vu ces résultats, on décide de construire la galerie de captation à la rivière et le château d'eau à la Pépinière, en attendant que les plans soient rédigés. Le Préfet annule cette délibération parce qu'il n'était pas possible de commencer les travaux avant l'approbation des plans, l'évaluation de la dépense générale et l'accomplissement des formalités administratives. Le Maire, M. Mercadier, proteste, disant que si on s'est rallié aux machines élévatoires plutôt que d'avoir recours à l'adduction naturelle de l'eau, c'est à cause des obstacles opposés et surtout à cause des procès ruineux auxquels on exposait la Ville. Après ces observations, le Conseil délègue deux de ses membres auprès des constructeurs de machines élévatoires, avec mission d'obtenir les renseignements nécessaires et d'étudier le fonctionnement de ces machines dans les localités où il en a été récemment établi.

Projet Couronne. — Le 11 mars 1882, les deux délégués rendent compte de leurs études sur les machines élévatoires, préconisent ce système, et proposent d'en confier l'exécution à M. Couronne, Ingénieur de la Ville de Paris. Sa réalisation est évaluée à 1.000.000 de francs. Le Conseil l'approuve et demande aux autorités compétentes la déclaration d'utilité publique.

Le Conseil Général des Ponts et Chaussées fait ajourner le projet Couronne sur les critiques suivantes :

1° Parce qu'il n'est pas démontré qu'avec la prise d'eau, telle qu'elle est établie, on puisse obtenir le volume prévu :

2° Parce qu'il est à craindre que les eaux de la nappe souterraine soient polluées par les eaux superficielles et les infiltrations provenant du voisinage de l'abattoir, du marché aux bestiaux et autres établissements ;

3° Parce qu'il résulte des comparaisons faites entre le système des machines élévatoires et celui d'amenée des eaux que les dépenses annuelles et le prix de revient du mètre cube d'eau sont plus élevés par les machines que par l'adduction, qui de plus a l'avantage de mieux assurer la régularité du service.

Devant ces objections, le Conseil, M. Simon étant Maire,

abandonne l'idée des machines élévatoires, malgré une nouvelle proposition de M. Couronne, offrant de reporter la prise d'eau à la propriété Roquefort, c'est-à-dire à quelques mètres plus loin.

Entre temps, le Maire du Soler informe la Ville que sources qu'on s'est proposé de capter dans sa Commune ne sont pas si abondantes que par le passé et qu'elles ont diminué très sensiblement, ainsi que le niveau des puits de la localité. Il ajoute, de plus, que les propriétaires expropriés renoncent à se prévaloir de leurs titres pour revendiquer le prix des terres à céder. Devant ces difficultés, M. Simon, qui tient à réaliser l'œuvre de doter d'eau potable la Ville de Perpignan, fait accepter par le Conseil la proposition d'en confier l'exécution à forfait à une Compagnie.

Projet Dauderni, Roux et Gadot, Ingénieurs, rive gauche. — Le projet présenté par MM. Dauderni, Roux et Gadot consiste à capter dans le sous-sol de la rivière de la Tet, près Pézilla-de-la-Rivière, l'eau nécessaire à l'alimentation de la Ville, et à l'amener, suivant la rive gauche de la Tet, à Perpignan, par une conduite qui, à une distance de 2 kilomètres de la galerie de captation, suivrait constamment le chemin vicinal ou la route départementale. La traversée de la rivière se ferait par le Pont de Pierre, soit sous le trottoir, soit en encorbellement, et, en suivant les rues les plus directes, la canalisation irait aboutir au bassin de la Citadelle.

Projet Serratrice, rive droite, dressé par M. Monnier, Ingénieur Civil. — L'auteur reprend l'ancien projet Denamiel avec cette modification, qu'au lieu de faire un drain à travers le territoire du Soler, il le traverse par un tunnel et une conduite pleine, sur une longueur de 2.500 mètres.

MM. les Ingénieurs des Ponts et Chaussées consultés se

rallient à la proposition présentée par MM. Dauderni, Roux
et Gadol.

Le 31 octobre 1883, le Conseil accepte le principe de la
captation par la Rive Gauche, fait préparer un programme
des travaux, et invite M. Serratrice, d'une part, MM. Dauderni, Roux et Gadol, d'autre part, à formuler leurs conditions. Le 23 novembre 1883 deux soumissions sont remises :

1° Celle de M. Serratrice s'élève à 1.710.000) francs (canalisation en ciment) et à 1.845.000) francs (canalisation en
fonte).

2° Celle de M. Dauderni dont le montant est de 1.675.000
francs (canalisation en ciment, et 1.780.000 francs (canalisation en fonte).

Les propositions de M. Dauderni étant plus avantageuses,
on décida de lui confier l'étude de la dérivation par la rive
gauche de la Tet, des eaux filtrées de la rivière, avec conduite
d'amenée de 0m60 de diamètre intérieur, toute en fonte.

Ce projet devenant définitif fera l'objet d'une étude spéciale
dans le chapitre suivant.

Par le long exposé que l'on vient de lire, on a pu se rendre
compte combien dure et pénible avait été l'élaboration de
notre Fontinal. Ce n'est qu'après de longues études, qui ont
duré plus de vingt ans, qu'on allait réaliser cette belle œuvre
grâce à la persévérance énergique autant qu'audacieuse de
M. Alphonse Simon, Maire de la Ville de Perpignan, qui a
su attacher son nom à cette grande entreprise d'assainissement, apportant la propreté et la vie dans tous les quartiers.
Au nom de l'hygiène, nous sommes heureux d'adresser à la
mémoire de cet honnête citoyen, un souvenir ému et reconnaissant. Il eut un moment à supporter de bien cruelles et
injustes calomnies, mais la ville de Perpignan, reconnaissante,
honore et perpétue sa mémoire.

Nous allons clore ce chapitre en faisant remarquer que l'alimentation de l'eau, jusque vers la fin du XIX° siècle, peut être résumée en cinq périodes bien distinctes :

1° Tendance à prendre les eaux des sources de Toulouges ;

2° Prendre les eaux du ruisseau de Las Canals avec filtres ;

3° Alimentation par les puits artésiens ;

4° Amenée des eaux des sources de l'Hospitalet et du Soler ;

5° Alimentation par machines élévatoires des eaux de la Tet.

Des raisons diverses ont été mises en avant pour empêcher la réalisation des projets qui se rattachent à chacune de ces périodes. Elles ont été de nature variable, ainsi que nous l'avons déjà exposé. La non-exécution des projets a été due tantôt à des événements publics, tantôt aux résultats prévus ne répondant pas aux besoins de la Ville, tantôt aux protestations soulevées par des riverains, tantôt aux essais infructueux qui étaient loin de répondre aux résultats attendus, tantôt aux dépenses considérables qui étaient annoncées, tantôt enfin à de simples oppositions politiques qui se sont toujours plus ou moins mêlées à des questions d'intérêt général; et alors que jusqu'ici toutes les tentatives d'alimentation de Perpignan en eau potable ont été faites sur la rive droite de la Tet, nous arrivons maintenant à l'étude détaillée du projet qui sera exécuté et qui intéresse la rive gauche

CHAPITRE IV

Alimentation actuelle

Projet Danderni — Programme des Travaux. — Comme suite à l'acceptation du projet Danderni, Roux et Gadol, un traité définitif intervient le 22 décembre 1883. Les entrepreneurs s'engagent pour la somme forfaitaire de 1.780.000 fr. à amener en ville 160 litres d'eau filtrée à la seconde. Elle sera prise dans la nappe souterraine des bords de la Tet, en amont de Pézilla-de-la-Rivière. Les travaux à exécuter sont les suivants :

1° La galerie de filtration et de captation ;

2° La conduite d'amenée en tuyaux de fonte de 0 m. 60 de diamètre intérieur, avec ses appareils, vannes, ventouses, décharges, etc. ;

3° Le second réservoir à construire à la Citadelle semblable à celui déjà fait avec vannes, trop-plein et décharge, etc. ;

4° La canalisation intérieure de la Ville, avec tous ses appareils conformes au plan fourni ;

5° Les bornes-fontaines, bouches d'arrosage, de lavage, d'incendie, rafraîchissoirs, gerbes, fontaines monumentales.

En outre les entrepreneurs s'engagent à acquérir les terrains traversés et à obtenir toutes les autorisations. Ce programme est accepté avec quelques modifications, par MM. les Ingénieurs des Ponts et Chaussées, et il est donné avis favorable par les diverses enquêtes auxquelles il est soumis.

Déclaration d'Utilité Publique. — Un décret du 12 août 1884 déclare ce projet d'utilité publique. La galerie devra être placée à 25 mètres du lit de la rivière. Par décision du 16 août de la même année, M. le Ministre des Travaux publics prescrit :

1° L'établissement du radier de la galerie à 3 mètres en contre-bas de l'étiage normal de la Tet ;

2° Une entente avec MM. les Ingénieurs du Département, pour le passage de la conduite sur le Pont de Pierre.

Deuxième réservoir. — Concessions d'eau. — Nous avons vu que, par une première convention, la Ville avait été autorisée à construire le premier bassin dans la cour de la Citadelle. Par une nouvelle du 7 octobre 1884, le Génie autorise la construction du deuxième bassin, mais fait porter la concession gratuite à 200 mètres cubes d'eau par jour. Il oblige en outre la Ville à amener les eaux, par une conduite spéciale, à une citerne de la cour du Donjon. Le 1er février 1904, par suite de la démolition de l'enceinte fortifiée, cette concession est portée, sur la demande du Génie, à 220 mètres cubes. La consommation d'eau doit être contrôlée par des robinets de jauge placés à tous les établissements militaires.

M. Dauderni étant à Panama, le 6 avril 1886, MM. Roux et Gadot signent avec la Ville un nouveau traité dit «des Concessions d'Eau», autorisant la Ville à percevoir les taxes des concessions aux particuliers, et réservant aux entrepreneurs le droit exclusif de faire les branchements extérieurs.

Modifications au traité. — Déplacement de la Galerie — Inauguration. — Par décision ministérielle, un nouveau traité du 4 novembre 1884 porte à 1.800.000 francs le prix du forfait et comprend les modifications suivantes :

1° Abaisser le radier de la galerie et le porter à 350 mètres du point primitif ;

2° Établir un appareil de jauge ;

3° Envelopper par une maçonnerie la bâche métallique du Pont de Pierre ;

4° Augmenter le diamètre des conduites de la route N° 116 et de l'Avenue de la Gare.

Les travaux de la galerie furent commencés le 13 mars 1885, mais par suite de l'intervention du Syndicat de la Tet, le déplacement de la captation, accepté par l'entreprise, fut décidé. On le reporta vers les terres de la rive gauche, dans le lit même de la rivière.

Les 26, 27 et 28 février 1886, eurent lieu les fêtes d'inauguration du Fontinal, sous la Présidence de M. Granet, Ministre des Postes et Télégraphes, M. Simon étant Maire.

Description du projet exécuté

Galerie de Captation et Chambre de Jauge. — La galerie de captation, établie sur la rive gauche de la Tet, est constituée par deux pieds droits en briques tubulaires de 1 m. 80 de hauteur, distants entre eux de 1 mètre et recouverts d'une voûte en plein cintre. Son développement total est de 120 mètres et peut fournir pendant la période favorable, un débit très important ; mais, en vertu d'une convention, 160 litres seulement peuvent être captés. Pour assurer l'exécution de cette convention, la galerie de captation, qui aboutit à une chambre de manœuvre, est reliée par une conduite en fonte de 800 mètres de long sur 0 m. 60 de diamètre à une chambre de jauge où les eaux sont partagées par un déversoir : les 160 litres prévus tombent dans la conduite d'amenée et l'excédent revient à la rivière. (Voir Cartes 2 et 3).

Conduite d'amenée. — La conduite d'amenée est aussi en tuyaux de fonte de 0 m. 60 de diamètre, à joints Gibault ;

elle traverse les parcelles de la Commune de Pézilla-de-la-Rivière jusqu'à la rencontre du chemin vicinal de Villeneuve ; elle longe ce chemin en siphonnant à l'entrée de Baho, au ruisseau de ce village et vient prendre le chemin de grande communication qu'elle suit, en siphonnant à nouveau, au ravin de la Boule. Après la traversée de Saint-Estève elle décrit encore un petit siphon au Ruisseau du Vernet et Pia, et arrive à Perpignan par le Pont de la Tet. La conduite de 0m. 60 est supportée par les avant-becs des piles du pont avec fourrures de fer et tôle. Après la traversée de la rue de la Tet, elle passe en siphon sous la rivière de la Basse pour aboutir à la Porte Notre-Dame sous le Castillet. (Voir cartes 2, 3 et 5).

Distribution. — Sur la Place du Castillet, la conduite de 0,60 se subdivise en 3 branches (Voir Carte N° 5). La première de 0,45 passe sous les rues Louis-Blanc, des Marchands, de l'Argenterie, Place Rigaud, Petite-la-Réal, Esplanades. La seconde de 0,40 parcourt le Quai Sadi-Carnot, la Place Arago, la Porte-d'Assaut, rue des Augustins, Grande-la-Réal et les Esplanades. La troisième de 0,35 dessert les rues Grande-des-Fabriques, Manuel, Font-Froide, Révolution-Française, Université, Fontaine-Neuve, Place de l'Arsenal et Esplanades.

Ces trois artères principales dirigent les eaux à travers les quatre quartiers de la Ville proprement dite. Sur ces dernières viennent se greffer des ramifications secondaires qui varient de 0.30 à 0,40 de diamètre et alimentent toutes les rues de la Cité. Aux Esplanades, les trois conduites maîtresses se ressoudent en une seule de 0.60 qui monte à travers les fortifications de la Citadelle dans un tunnel fait spécialement à son usage et aboutit à la Grande Cour de cette forteresse. Elle arrive à une grande chambre de manœuvre où se trouvent deux grandes vannes, l'une, de 0,60, alimente l'un des deux grands bassins de réserve construits dans cette cour ; l'autre, de 0,20, dessert, chaque samedi, le bassin du Donjon, particulièrement destiné aux besoins des chasses faites pour assurer la propreté de la Citadelle.

Réservoirs. — Les deux bassins de la Ville, installés en encastrement dans le sol de la cour de la Citadelle, ont chacun 36m,40 de long, 25m,20 de large et 6 mètres de hauteur. (Voir Carte N° 4). Des piliers supportent les voûtes ; le tout est construit en maçonnerie de briques et recouvert d'enduit cimenté ; le dallage est fait en béton de ciment avec enduit ; la chappe est encore en maçonnerie cimentée ; le matelas de terre, séparant l'extrados de voûte de la cour, est d'une épaisseur moyenne de 1.20. Chaque bassin et la chambre de manœuvre possèdent un grand regard avec échelle en fer. Le trop-plein des bassins, lorsqu'il y a abondance d'eau, s'écoule par le tunnel, et l'excédent va tomber dans les fossés de la Citadelle, et de là à l'Escourridou. La vidange pour le curage suit la même voie. Chacun de ces réservoirs peut contenir 5,000 mètres cubes et est mis en service tous les trois jours à tour de rôle (le second restant plein pour les cas d'incendie ou de pénurie). La distribution en ville se fait par le principe de la double alimentation.

Charge. — Le radier de la galerie de captation se trouve à 66 m. 27 d'altitude, celui des bassins à 51 m. 20, la moyenne de la cour de la Citadelle à 59 mètres ; le point le plus bas de la Ville à 27 m. 80, le plus haut à 45 mètres. Les charges résultant des différences d'altitude des divers ouvrages de captation et d'adduction des eaux et des immeubles de la Ville, permettent de distribuer l'eau tout naturellement et sans effort dans tous les quartiers.

Canalisations secondaires. — Le grand quartier de la Gare est desservi par une conduite de 0 m. 20 partant de l'angle de la rue de la Tet et longeant la route de Prades jusqu'au Moulin Escarguel. Une seconde de 0,30 part de l'entrée du Faubourg Notre-Dame, parcourt le Quai Vauban, la rue de la République et l'ancienne porte de ce nom. A son arrivée à la route nationale N° 9 une canalisation de 0,20 va rejoindre celle de la route de Prades en face de la l'épinière ; une autre longe l'Avenue de la Gare, le chemin de la Grande-Vitesse et rejoint à nouveau celle de même dimension de la route de Prades. Les quartiers St-Martin, de la Route de Thuir et de Belfort sont desservis par des canalisations de 0,08, branchées sur la conduite de 0,25 de la rue Grande-St-Martin. Le quartier St-Gaudérique est alimenté par une conduite de 0,10 greffée sur celle de 0,15 de la rue Porte-de-Canet. Le Vernet, la Route de Bompas et le Chemin du Sacré-Cœur sont desservis, le premier par une canalisation de 0,15 au début qui finit par 0,04 ; les deux autres par des tuyaux de 0,08 finissant par 0,04 ; tous les trois sont branchés sur la conduite d'amenée de 0,60. La belle Promenade des Platanes possède une conduite de 0,20 prise aux abords du Castillet sur celle de 0,60.

Voici d'ailleurs quelques données générales complémentaires.

La Ville et les quartiers suburbains sont alimentés par 13 fontaines monumentales, 105 bornes-fontaines, 108 bouches de lavage, 163 bouches d'arrosage, 8 gerbes, 5 lavoirs, 6 raffraîchissoirs, 7 abreuvoirs. Tous ces appareils d'alimentation sont du même modèle que ceux adoptés par la Ville de Paris. Il y a 1387 maisons abonnées au Fontinal, en dehors des bâtiments communaux et militaires qui sont desservis gratuitement.

Revenons maintenant sur quelques points intéressants de

l'historique des grands travaux de captage et de conduite de l'eau que nous venons d'esquisser.

Demande de réception des travaux. — Le 8 mai 1886, M. Sorel, Ingénieur des Ponts et Chaussées, ayant été désigné pour procéder à la réception provisoire des travaux, constate :

1° L'établissement de la captation dans le lit officiel de la rivière ;

2° L'ouverture de trois regards sur la conduite entre la captation et l'ouvrage régulateur.

Aussi, un arrêté du 31 mai 1886 réserve le déplacement de la galerie et ordonne la fermeture des regards : mais les entrepreneurs Roux et Gadol protestent ; ils font observer que l'emplacement de la captation a été désigné par les membres du Syndicat. Ils présentent néanmoins, le 19 août de la même année, un nouveau plan où sont figurés les trois drains pour obtenir la modification du lit légal de la rivière. (Les drains consistaient en des fouilles faites par les entrepreneurs en travers de la rivière, dirigées sur la galerie. Ces fouilles, au lieu d'être remblayées avec des galets et du sable, étaient remplies de gros cailloux permettant aux eaux de surface d'entrer dans la galerie pour compléter les 160 litres prévus par le traité que ne pouvait fournir la galerie de captation).

Le 20 août 1886, un procès-verbal de récolement constate que les trois drains sont fermés par des massifs de béton, que le réservoir n'est pas assez étanche, et que la galerie ne donne que la moitié du volume promis.

Rectification du lit de la rivière. — Pour parer et répondre à ces critiques, le 25 mars 1887, les entrepreneurs présentent un projet de rectification du lit de la Tet où figurent encore les drains. MM. les Ingénieurs fixent le programme à adopter pour la rectification proposée. Les travaux seront faits par les entrepreneurs et l'entretien restera à la charge de la Ville.

Le 29 août 1887, les entrepreneurs demandent de modifier le lit légal de la Tet pour ne pas déplacer la galerie de captation, en remplaçant le lit actuel occupé par la rivière depuis 1835 par celui qu'elle occupait en 1816. (Voir Carte N° 3). Cette rectification du lit comporte l'ouverture d'un chenal de 40 mètres de largeur, longeant la galerie et situé à 25 mètres de distance d'elle.

Ce n'est point tout. Le 30 octobre 1889, par procès-verbal de récolement, M. Sorel, Ingénieur, constate que les travaux ne sont pas conformes aux prescriptions antérieures. Une mare d'eau existe encore au droit des anciens regards, le chenal de 40 mètres n'est pas encore entièrement ouvert. Le 29 décembre 1890, le Conseil sur le rapport de M. l'Architecte de la Ville accepte la réception provisoire des travaux demandée par l'entreprise, sous certaines réserves. Cette délibération est annulée par M. le Préfet, sur l'avis de MM. les Ingénieurs.

Mauvaise qualité de l'Eau. Faiblesse du débit. --- Du 7 septembre 1886 au 11 novembre 1892, un grand nombre de procès-verbaux de constat furent dressés pour relever les debits de la galerie, presque toujours inférieurs à 160 litres à la seconde, et pour constater que l'eau était boueuse à la moindre crue.   .

L'entreprise ayant intenté une action à la Ville pour la réception des travaux, le Conseil de Préfecture ordonne une expertise pour déterminer les malfaçons et la nature des travaux restant à exécuter.

Expertise des Travaux. --- M. de Casamajor, Conducteur

du Contrôle des Chemins de Fer du Midi, est nommé tiers expert, M. Rey, professeur à la Faculté de Toulouse, expert de l'entreprise, et M. Cutzach, Ingénieur des Ponts et Chaussées à Perpignan, expert de la Ville. Le 29 mars 1893, les experts font les constatations suivantes :

L'entreprise a fait établir des petits barrages, afin que l'eau ait plus de facilité pour entrer dans la galerie. --- Le débit de l'eau le 30 mars 1893 était de 149 litres à la seconde ; le 31 mars, l'ingénieur du Syndicat de la Tet et du Ruisseau du Vernet et Pia fait constater, par exploit extra-judiciaire, la construction de 5 barrages dans le chenal. Ces barrages étaient faits en aval de chaque drain pour que le plan d'eau fût élevé et qu'elle entrât en plus grande quantité dans le drain. Ils furent démolis par l'entreprise le 6 avril.

Le 23 décembre 1893, après des fouilles faites, les experts découvrent des drains faits contrairement au traité et prenant l'eau de surface à la rivière. Le 19 janvier suivant, ils en découvrent un nouveau amenant dans la galerie les eaux des sources Guiter, situées dans le bois taillis près de la rivière. Après le dépôt du rapport des experts, l'accord n'ayant pu se faire entre eux, le tiers expert conclut aux deux faits principaux suivants.

1° La galerie ne débite pas les 100 litres à la seconde ;

2° Les eaux de surface y entrent à la moindre crue.

Peu de temps après, le 27 mars 1899, M. le Préfet communique à M. le Maire un rapport de M. l'Ingénieur en Chef des Ponts et Chaussées établissant que faute de faire des travaux urgents aux abords de la galerie de captation, le bon fonctionnement et l'existence même de cette galerie seront compromis.

Transaction Dauderni-Caulas. --- MM. les Experts déposent le 10 avril 1899 leur premier rapport sur le projet de transaction demandée par la Ville et par l'Entreprise. M. Edmond Robert, Préfet, par arrêté du Conseil de Préfecture du 31 juillet de la même année, approuve ce projet. Les parties prennent pour base de la transaction le rapport des Experts du 1ᵉʳ mai 1899 indiquant :

1° Les travaux jugés nécessaires pour la mise en état de la canalisation et de la prise d'eau conformément au cahier des charges ;

2° Le montant de ces travaux, en détaillant les divers ouvrages à exécuter et les frais d'exécution de chacun d'eux ;

3° Les bases du règlement des comptes à faire entre la Ville et Mᵐᵉ Dauderni.

Compte débiteur de la Ville :

Solde du montant du forfait.	26.188,84
Entretien de la robinetterie, fontainerie, etc	46.395,58
Entretien des ouvrages de la captation	19.558,87
Travaux exécutés en dehors du forfait.	42.572,49
Intérêts de ces diverses sommes portés pour mémoire dans le rapport des Experts, décomptés par la Ville et acceptés par l'Entreprise, à la somme de	71.000,00
Soit une somme totale due par la Ville s'élevant à.	261.176,58

Madame Dauderni consent à payer à la Ville :

1° Pour les travaux indiqués par les experts pour l'établissement d'une galerie supplémentaire que la ville de Perpignan prend en charge, la somme de fr. 175.000 ;

2° Pour dommages-intérêts à la Ville en réparation du préjudice matériel et moral résultant de l'inexécution du contrat à ce jour, la somme de fr. 96.176,58, ce qui portait le total à la somme de fr. 271.176,58.

Par compensation entre le compte débiteur de la Ville et celui de Mme Dauderni, cette dernière reste tenue envers la ville de Perpignan au paiement de la somme de 10.000 fr. pour solde de tous comptes. Moyennant le paiement de cette somme, Mme Dauderni sera dégagée de toute responsabilité envers la Ville.

Après cette transaction, la Ville entreprit immédiatement les travaux de défense de la chambre de manœuvre et de la galerie de captation au moyen de gros blocs de béton. Elle fit en outre établir des épis et une grande digue de 3 mètres de largeur sur 300 de longueur, pour ramener les eaux dans le lit légal. Ce résultat fut obtenu en temps de basses eaux. Aux premières crues, cette digue, construite en pieux entrelacés de roseaux avec remplissage de cailloux, fut coupée à trois reprises et finalement emportée ; il en fut de même d'une partie des blocs de protection de la chambre de manœuvre. Bientôt furent formulées de nombreuses plaintes. L'autorité militaire s'émut ; elle critiqua, non sans raison, la qualité des eaux amenées en Ville et provenant de la galerie de captation ainsi exposée à la merci des eaux de la Tet. De son côté le Conseil Départemental d'Hygiène n'était pas moins affirmatif.

Voici comment s'exprimait le Bureau Municipal d'Hygiène le 13 juin 1904 : « L'eau d'alimentation distribuée en Ville »est à tout moment dans un état tel, qu'elle constitue pour les »habitants de Perpignan un danger permanent. Cet état de »choses est dû à ce que l'eau de la rivière coule depuis long- »temps sur l'emplacement de la galerie de captation ; aux »affouillements que les diverses crues ont causés à ses »alentours et aux drains autrefois établis. L'eau de la rivière »est en communication directe avec celle relativement filtrée »de la galerie de captation, et celle amenée en ville n'est »qu'un mélange des eaux de ces deux provenances. La pol-

»lution de l'eau de la galerie de captation par celle de surface
»est démontrée par les constatations scientifiques aussi bien
»que par les plus vulgaires, résultat de l'état boueux de celle
»distribuée en ville après chaque période de pluie.»

Rapport Baille, Architecte de la Ville. Ses suites. — C'est
à la suite de ces diverses plaintes que M. Baille, Architecte
de la Ville, dresse un Rapport pour être soumis à l'approbation d'une Commission technique nommée par M. le Préfet.
Ce rapport envisage divers cas :

1° Conservation de la galerie actuelle et travaux à faire
pour obtenir de l'eau pure ;

2° Abandon de la galerie et établissement d'une nouvelle
avec puits captants, en dehors du lit de la rivière ;

3° Épuration des eaux par la pasteurisation ;

4° Conservation de la galerie de captation pour le lavage
et la propreté de la Ville et construction d'une nouvelle prise,
avec conduite distincte pour l'alimentation.

La Commission technique nommée par arrêté du Préfet
le 12 septembre 1902 se rendit sur les lieux pour étudier
l'état de la galerie et les résultats de divers sondages.
Assistaient à ces travaux : MM. Reynès, Inspecteur Général
des Ponts et Chaussées, Baldy, Ingénieur en Chef des Ponts
et Chaussées, Cutzach, Sous-Ingénieur des Ponts et Chaussées, Baille, Architecte de la Ville.

Trois sondages furent faits dans les berges de la rivière,
longitudinalement à la galerie de captation, à 130 mètres
de distance (Voir Carte N° 3). On trouva le tuf argileux à
3ᵐ62, soit 1,45 au-dessous de l'étiage de la rivière. Le débit
fut de 22 l. 25 à la seconde. D'autres sondages furent faits
dans l'intérieur des terres sur la proposition de M. l'Ingénieur
en Chef Baldy.

On décida de faire tous les travaux nécessaires pour garantir la galerie actuelle et améliorer ses eaux, car, comme le faisait remarquer M. Baldy, en créant même une nouvelle galerie, l'ancienne serait toujours utile. «Du reste, ajoutait cet Ingénieur, le grand réservoir qu'on allait construire aux Bouillouses atténuerait beaucoup les crues de la Tet, puisque son barrage assurerait dans un très prochain avenir un débit plus régulier des eaux de cette rivière.» M. Baldy était d'avis de déterminer par un dragage fait par l'État le cours du lit de la rivière d'Ille à la mer. La solution préconisée par l'Ingénieur en Chef a reçu un commencement d'exécution en ce qui concerne la défense de la galerie ; il est urgent d'en poursuivre le complément. Avec le dragage de la rivière, en effet, toutes les communes riveraines et le Syndicat de la Tet, dont les terrains sont régulièrement emportés à toutes les crues, seront en plus grande sécurité.

Projet de Travaux de Défense de la Galerie. — Le 10 mai 1904, après l'exposé de l'état de la galerie et de ses abords par M. Cutzach, la Commission décide, en principe, de la protéger par des travaux de défense, de refaire le matelas filtrant et de procéder à d'autres essais dans le tuf. Dans sa séance du 8 juillet la Commission trouve que ce projet, qui comporte l'établissement de blocs longeant la galerie à 30 mètres de distance, et de divers épis tendant à ramener la rivière dans son lit, ne donnerait pas tous les résultats attendus ; elle préfère le principe d'épis plongeants dont la résistance est plus certaine.

Projet d'emplacement d'une nouvelle galerie. — De l'examen des sondages faits dans toute la zone entre Corneilla et Pézilla et jusqu'au pied des collines au Nord de ces Communes, il résulte que : Le tuf et le niveau de l'eau vont en se relevant jusqu'aux contreforts de Pézilla et que la pente est bien caractérisée vers la rivière. On peut en conclure que, sur un certain parcours, on trouvera de l'eau et que l'emplacement de la nouvelle galerie devra être choisi au point où le tuf se trouve le plus bas, pour avoir un niveau qui soit à trois mètres au-dessous de l'étiage de la rivière.

Protection de la Galerie. Municipalité Saury. — Le 18 juillet 1904, le Conseil municipal, se rangeant à l'avis de la Commission technique, invite l'architecte de la Ville à dresser le projet des épis plongeants, de la réfection du matelas filtrant et de l'ouverture du chenal. Il vote la somme du montant du devis, soit : 85.000 francs.

Épis. Endiguement. — Les 5 épis plongeants sur la rive gauche de la rivière sont ainsi disposés (Voir Carte N° 3) : le premier se trouve établi à 20 mètres en aval de la chambre de manœuvre : il a 65 mètres de long et passe sur la conduite d'amenée ; le second, à 95 mètres en amont du premier : il a aussi 65 mètres de long ; il passe sur la galerie ; le troisième, à 99 mètres du second, a 80 mètres de long ; il est à 10 mètres de la tête amont de la galerie ; le quatrième, à 175 mètres du troisième, mesure 95 mètres de long ; le cinquième, à 150 mètres du quatrième, a 90 mètres de long : ce dernier se trouve en aval du tuf de Saint-Martin et doit recevoir le choc des eaux renvoyées par cet épi naturel de la rive droite.

Ces 5 épis sont enrochés dans le terrain naturel et vont en s'abaissant dans le sol de la rivière jusqu'à la limite du lit légal de 1816. Ils sont composés d'une masse de béton formant socle et de blocs de 1 mètre cube, superposés. Leur épaisseur et leur hauteur ont été calculées pour résister aux plus fortes crues. L'espace vide (ancien lit de la rivière) entre les épis 1 et 3 a été comblé par 28.000 mètres cubes de remblai pris dans l'ancien lit à partir de 15 mètres des avant-becs des épis. L'extraction de ces remblais et des matériaux pour la construction des blocs a permis de retracer dans l'axe de 80 mètres formant le lit légal de la rivière, un chenal de 50 mètres de largeur. Sur la rive droite au droit de l'ancien chemin de Pézilla, il a été construit une grande digue en blocs de 150 mètres de long pour garantir les propriétés ; cette digue, également enrochée dans le terrain solide, a la plus forte résistance. Les travaux d'endiguement et des épis furent reçus le 15 mai 1906 par la Commission déléguée et M. l'Ingénieur de la Ville.

Ainsi, les travaux de 1904 et 1905 furent le complément de ceux effectués vingt ans auparavant : ils avaient été rendus nécessaires, indispensables, même, par suite de la disparition du matelas filtrant de la galerie de captation et de l'envahissement de celle-ci à la moindre crue par les eaux de la Tet. Il nous reste maintenant à montrer ce qu'ont produit ces travaux de défense.

Améliorations obtenues par les travaux de 1904 et 1905. — Depuis la construction des épis et le rétablissement de la matière filtrante, la galerie de captation, qui, aux moindres pluies donnait de l'eau saumâtre, la distribue aujourd'hui parfaitement filtrée. Au maximum des crues qui sont survenues depuis, l'eau est arrivée en ville à peine trouble. Cela peut, d'ailleurs, provenir de ce que le colmatage des remblais n'est pas encore bien fait.

La construction des épis, qui maintiennent les eaux de surface dans le lit de la rivière, n'a pas eu d'influence sur le rendement de la galerie qui débite jusqu'à 225 litres à la seconde en hiver et 90 en plein été. Ces moyennes se sont en effet maintenues et la qualité des eaux est bonne quel qu'en soit le débit. De plus, les eaux vives des sources Guiter, qui depuis 1886 faisaient toujours des mares stagnantes aux alentours de la captation, se perdent aujourd'hui dans le sous-sol du bois taillis à une distance de 100 mètres. Les alluvions apportées par la rivière durant les crues survenues après 1904 viennent régulièrement se déposer dans les deux lacs formés entre les épis 3 et 4, et 4 et 5 ; dans quelques années, la rivière aura remplacé elle-même les terres qu'elle avait emportées.

Influence des eaux du Fontinal sur l'Hygiène de la Ville. — La statistique de la mortalité générale de la Ville de Perpignan de l'année 1876 à l'année 1906. c'est-à-dire dix ans avant et vingt ans après le fonctionnement du Fontinal, prouve éloquemment que, même aux époques où ces eaux étaient douteuses, il a puissamment amélioré l'hygiène de la Ville. La mortalité générale dont la proportion était de 31,26 par 1.000 habitants en 1876, même de 36,08 en 1881, est allée ensuite en décroissant continuellement à partir de 1886 pour tomber à 21,46 pour 1,000 en 1906.

STATISTIQUE DE LA MORTALITÉ GÉNÉRALE

Année 1876. Pour 27.378 h. 856 décès. Moyenne : 31.26 pour 1,000

	Année		Décès				
—	1877	—	859	—	—	—	—
—	1878	—	960	—	—	—	—
—	1879	—	726	—	—	—	—
—	1880	—	879	—	—	—	—
—	1881	28.853	1023	—	—	36.08	—
—	1882	—	1019	—	—	—	—
—	1883	—	902	—	—	—	—
—	1884	—	1374 (année du choléra)		—	—	
—	1885	—	1011	—	—	—	—
—	1886	31.735	881 (année du Fontinal) 27.76			—	
—	1887	—	901	—	—	—	—
—	1888	—	873	—	—	—	—
—	1889	—	820	—	—	—	—
—	1890	—	918 (épidémie de grippe) —			—	
—	1891	34.183	869	—	—	25.39	—
—	1892	—	755	—	—	—	—
—	1893	—	921	—	—	—	—

Année	Pour	h.	décès.	Moyenne :	pour 1000
Année 1894.	Pour 34.483 h.	760	décès.	Moyenne : 25.39	pour 1000
— 1895	—	830	—	—	—
— 1896	33.878	800	—	—	23.61
— 1897	—	685	—	—	—
— 1898	—	738	—	—	—
— 1899	—	804	—	—	—
— 1900	—	885	—	—	—
— 1901	35.088	781	—	—	22.25
— 1902	—	791	—	—	—
— 1903	—	813	—	—	—
— 1904	—	835	—	—	—
— 1905	—	791	—	—	—
— 1906	38.898	834	—	—	21.46

Terminons en disant que l'arrosage des rues se fait régulièrement deux fois par jour et celui des promenades, places et boulevards, toute la journée.

Enfin, le coût du forfait de notre Fontinal, avec les améliorations et augmentations de conduites faites à ce jour, peut être évalué, en chiffres ronds, à fr. : 2.400.000.

Est-ce à dire que notre alimentation en eau doit être, malgré ce qu'elle a d'avantageux, considérée comme parfaite ? Nous ne le pensons pas. Dans un chapitre spécial, sorte de critique raisonnée de notre système fontinal, nous allons développer nos idées sur ce sujet.

CHAPITRE V

Critique de l'Alimentation actuelle en Eau
et Projets prévus

La distribution d'eau de la Ville laisse à désirer si l'on tient compte qu'au moment des fortes chaleurs, époque à laquelle l'abondance de l'eau rendrait les plus grands services à l'hygiène et à la salubrité, le débit de 160 litres à la seconde se trouve réduit à 90 litres, quantité notoirement insuffisante aux besoins de la Ville. Dès 1890, les Experts, sur les instances de la Municipalité Caulas et de Mᵐᵉ Dauderni, s'étaient préoccupés de cette question, et, après divers sondages et jaugeages qui avaient donné de bons résultats, avaient décidé que le supplément de captation devrait être établi en travers de la vallée, normalement à la rivière, de manière à arrêter les eaux souterraines. En parcourant la plaine de Pézilla-de-la-Rivière, on constate une zone de terrains humides dont le centre passe par le Mas Avéros et la source dite Fount d'an Baillou. Les eaux souterraines, dans cette région, se révèlent soit par des sources, soit par une humidité beaucoup plus accentuée du sol. Il faut donc que la captation qui s'étendrait dans ces terres atteigne et dépasse même cette zone ; sa longueur serait de 700 mètres de long, et le montant des travaux à effectuer de 175.000 francs environ.

N'est-il pas à craindre, cependant, que cette galerie ne soit une cause de diminution du débit de celle qui existe ? Oui, à notre avis, car nous estimons que le débit de la galerie actuelle est assuré en partie par l'eau qui descend des collines voisines, se rendant dans la partie la plus déclive qui est toujours la rivière. Cette eau, cheminant à une certaine profondeur dans le sol, est arrêtée par notre galerie de captation, parallèle au cours d'eau, avant qu'elle atteigne les sables du lit pour former la nappe souterraine. En admettant cette hypothèse, la quantité d'eau captée par la galerie construite dans les terres de la rive gauche viendrait donc diminuer d'autant le débit de la galerie existante.

Le Conseil Départemental d'Hygiène a été aussi appelé à se prononcer sur l'augmentation du débit de l'eau à fournir à la Ville. Parmi ses membres, les uns seraient d'avis de prendre l'eau en amont de Vinça, d'autres aux Fontaines d'Ille, d'autres enfin à celles de Millas et du Mas d'an Cases, de cette commune.

Il importe donc de ne pas oublier que le débit actuel ne correspond plus aux besoins grandissants de notre Ville, sans compter que le projet d'égouts qui vient d'être approuvé par le Conseil Départemental d'Hygiène demandera dès sa mise en marche une quantité notable d'eau. Les nouveaux boulevards et rues qui se créent autour de la Ville devront être canalisés, pourvus de bornes fontaines et de bouches d'eau. (Voir Carte N° 5). Tous les immeubles que l'on construit devront aussi être alimentés ; ce serait très imprudent de compter sur la galerie actuelle pour parer à ces nécessités. Pour que la Ville de demain soit bien desservie, il faut, à notre avis, que les galeries de captation donnent, en été, un minimum de 250 litres à la seconde, et qu'un troisième réservoir soit construit à la Citadelle. Le débit du ruisseau de Las Canals doit aussi être augmenté, non pour l'alimentation, mais pour que les deux meules d'eau prévues au traité viennent à Perpignan pour l'assainissement des égouts et particulièrement du grand collecteur de l'Escourridou.

Pour atteindre ces résultats, restera-t-on sur la rive gauche, et la galerie ou celles projetées avec puits captants donneront-elles le débit attendu ? Ira-t-on sur la rive droite et les sources que l'on veut capter seront-elles assez abondantes?

A notre avis, cette dernière solution nous paraît répondre le mieux aux nécessités actuelles. Le complément du débit pourrait être obtenu en prolongeant la galerie de captation ou, mieux encore, en construisant une deuxième galerie sur la rive droite près du Soler, destinée à capter les eaux profondes qui se déversent dans la rivière et qui proviennent des sous-sols de la plaine située entre la Têt et les collines de Thuir. Cette idée, qui avait fait l'objet, comme nous l'avons déjà vu, d'un projet de deux Ingénieurs des Ponts et Chaussées, MM. Labbé et Pasqueau, donnerait certainement de l'eau en abondance et de bonne qualité.

En adoptant notre manière de voir, s'exposera-t-on au danger de placer la galerie dans le lit de la rivière, et les eaux ainsi captées iront-elles rejoindre la rive gauche en traversant la Têt à l'aide d'un siphon pour utiliser la conduite d'amenée actuellement en service, ou bien fera-t-on la dépense d'amenée directe à Perpignan par la route de Prades?

Malgré les sacrifices considérables à consentir, nous estimons que cette dernière solution doit être adoptée, car elle mettra définitivement la Ville à l'abri du danger de se voir complètement privée d'eau, si une rupture vient à se produire à l'unique conduite d'amenée qu'elle possède. Si une deuxième canalisation n'est pas construite, malgré le risque que nous venons de signaler, on doit considérer que les bassins établis dans la cour de la Citadelle ont une capacité insuffisante pour parer à une interruption de service de plus de 24 heures. Il est certain qu'un accident qui surviendrait dans la conduite d'amenée des eaux et qui nécessiterait, pour sa réparation, un délai de plus de 24 heures priverait d'eau la Ville tout entière, quelle que soit la parcimonie que l'on mettrait à distribuer les réserves de ces bassins. La création d'un réservoir important, capable d'assurer une distribution convenable pendant une période d'arrêt de la galerie de 5 jours au minimum, s'impose et deviendra une obligation, lorsque la Ville aura fait exécuter les travaux nécessaires à l'amélioration de la distribution d'eau.

Quelle a été et quelle est la qualité de l'eau distribuée par l'entreprise de captation qui, depuis 20 ans, constitue exclusivement l'alimentation de la Ville ?

Les analyses bactériologiques de l'eau de notre Fontinal, faites pendant les premières années de son fonctionnement par MM. les docteurs Miquel et Lesage ainsi que par de nombreux médecins et pharmaciens militaires, établissent que ces eaux ont été d'une pureté parfaite ou tout au moins exemples de pathogènes tant que la rivière, au lieu de couler comme en 1903 au-dessus de la galerie elle-même, était rejetée sur la rive droite.

Dans le même ordre d'idées, nous pouvons mentionner la déclaration faite au Conseil départemental d'Hygiène par le Docteur de Lamer, médecin des épidémies, disant que pendant les dix premières années du Fontinal, alors que la rivière coulait loin de la galerie, on a observé à Perpignan moins de fièvre typhoïde, et que depuis l'envahissement de la galerie par les eaux de surface, les cas ont été beaucoup plus fréquents.

Nombreux sont les faits que nous pourrions encore citer ; ils viendraient tous confirmer que les eaux du Fontinal n'ont été contaminées que le jour où la rivière, se déplaçant et s'installant près de l'emplacement occupé par la galerie de captation, y a pénétré directement, à la suite d'une crue sérieuse. Celle-ci a produit des affouillements autour de la chambre de manœuvre qui ont favorisé le mélange de l'eau superficielle avec l'eau filtrée, en diminuant considérablement les couches de sable qui les séparaient.

C'est à partir de ce moment que les diverses analyses bactériologiques qui en ont été faites ont décelé dans l'eau du Fontinal le Coli-bacille en quantité. La pollution de cette eau par les eaux de surface était aussi facilement constatée par l'état boueux de celle distribuée en ville, après chaque période de pluie.

Les travaux de préservation de la galerie de captation, qui ont été terminés à la fin de l'année 1905, consistant dans l'établissement de 5 épis plongeants, dans l'ouverture d'un chenal de 50 mètres de largeur maintenant la rivière dans les limites fixées en 1816, et dans la réfection du matelas filtrant, ont ramené la situation primitive de notre prise d'eau par rapport au cours de la rivière.

L'influence de ces travaux s'est immédiatement fait sentir sur la qualité des eaux captées. Les analyses bactériologiques que nous avons faites et celles qui ont été effectuées par l'autorité militaire démontrent que ces eaux ont retrouvé la pureté qu'elles avaient au début du fonctionnement du Fontinal. Toutefois, le très léger louche qu'accusent ces eaux après une période de crue prouve que des infiltrations d'eau superficielle se produisent encore, entre la prise de captation et la chambre de manœuvre. Cela tient probablement à ce que le colmatage sur les remblais n'est pas suffisant; mais au fur et à mesure que les filtrations se produiront, ce colmatage s'améliorera et les infiltrations disparaîtront probablement. Ce fait semble être confirmé par les résultats d'une analyse bactériologique qui nous a été communiquée par l'autorité militaire trouvant du Coli-bacille dans l'eau du réservoir de la Ville alors que l'eau prélevée à la galerie filtrante était pure. Cela confirme aussi l'appréciation portée sur les eaux du Fontinal par le Docteur Lèques qui est resté pendant de longues années à la tête de l'Hôpital militaire de Perpignan, disant que : «Les eaux, à leur arrivée dans la galerie de captation, sont

»certainement à peu près pures, mais à la suite de leur pas-
»sage dans une distribution déjà souillée, elles perdent une
»bonne partie de leur pureté primitive pour devenir des eaux
»passables au moment de leur consommation».

De toutes ces constatations, nous pouvons conclure que les
eaux du Fontinal sont actuellement de bonne qualité, mais
qu'elles peuvent être encore accidentellement souillées,
après une période de crue, par suite des infiltrations des eaux
de la rivière.

Pour avoir des eaux pures et à l'abri de tout soupçon, la
Ville devrait recourir à la stérilisation, comme l'a du reste déjà
fait l'autorité militaire pour les eaux destinées aux hommes
de troupe qui en ont ressenti les heureux effets pendant la
période où nos eaux étaient si contaminées. Nous devons aussi
envisager la crainte de voir Perpignan totalement privé d'eau,
danger qui existe réellement à cause de l'établissement de
notre galerie de captation dans cette rivière torrentueuse
qu'aucune digue ne peut arrêter.

C'est à l'étude et à la réalisation de ces diverses solutions
que nous convions instamment les Administrateurs de la
Ville en leur recommandant d'agir surtout, promptement. Ce
n'est qu'après l'amélioration de la distribution d'eau, qui ren-
dra Perpignan une des villes les plus salubres, que l'on
pourra alors songer à son embellissement, l'utile et le nécessaire devant passer avant l'agréable et le superflu.

CHAPITRE VI

Analyse chimique

Nous allons exposer rapidement les méthodes que nous avons suivies pour procéder à l'analyse chimique des eaux.

Prise et transport des échantillons.--- Nous avons transporté les eaux destinées à l'analyse dans des bouteilles d'un litre en verre blanc, munies d'un bouchon en liège paraffiné. Les bouteilles ont été lavées, d'abord, à l'acide sulfurique et à l'eau distillée, puis au permanganate de potasse additionné d'acide sulfurique, pour détruire les matières organiques restant adhérentes aux parois du vase ; enfin, plusieurs fois avec l'eau à analyser, au moment de la prise d'échantillon. Pour tous les détails opératoires nous avons, du reste, scrupuleusement observé toutes les précautions décrites à ce sujet par tous les ouvrages classiques.

Dosage du résidu sec ou de la totalité des éléments fixes. — La totalité des éléments fixes a été déterminée par évaporation de 1.000 centimètres cubes d'eau au bain-marie, dans une capsule de porcelaine, d'abord. Lorsque l'évaporation touchait à sa fin, elle était terminée dans une capsule en platine, préalablement tarée. Le résidu a été chauffé à 180°, à l'étuve de Wiesnegg jusqu'à poids invariable ; l'augmentation de poids de la capsule a donné le résidu sec.

Perte au rouge. --- La capsule contenant le résidu fixe est portée à plusieurs reprises au rouge sur un bec de Bunsen ; le résidu, après refroidissement, est pesé ; on obtient ainsi

le poids du résidu au rouge. La différence entre ce poids et
celui trouvé pour le résidu fixe représente, en grande partie,
les matières de nature organique, plus la perte subie par la
décomposition de certains sels.

Dosage du chlore. — C'est à l'état de chlorure d'argent
que la proportion de chlore a été dosée dans 1.000 cc. d'eau.
La précipitation par le nitrate d'argent, en suivant le mode
opératoire habituel, donne un poids déterminé de chlorure
d'argent duquel on déduit la teneur de l'eau en chlore.

Dosage de la silice. — 1.000 cc. d'eau sont évaporés dans
une capsule de porcelaine et la fin de l'opération est terminée
dans une capsule en platine. Le résidu est traité à l'eau distillée, acidulée par l'acide chlorhydrique, et cela, à plusieurs
reprises. La masse est portée ensuite à l'étuve à 130° pendant
une heure. La silice est ainsi rendue insoluble ; on la recueille
en ayant soin de dissoudre les autres éléments, avec toutes
les précautions d'usage ; le précipité de silice séché, calciné
et pesé, représente SiO^2 contenue dans un litre d'eau.

Dosage du fer et de l'alumine. — Nos eaux contenant des
traces infinitésimales de ces deux éléments, nous avons jugé
inutile de les séparer dans le dosage. Après avoir recueilli la
silice sur le filtre, le fer et l'alumine ont été précipités dans les
liqueurs de lavage, préalablement chauffées en présence d'un
léger filet d'acide nitrique. Cette précipitation a été faite au
moyen de l'ammoniaque, ajoutée jusqu'à réaction franchement
alcaline. Le fer et l'alumine sont isolés à l'état d'hydrates,
qu'il faut sécher, calciner et peser ; on a ainsi : $Fe^2O^3 + Al^2O^3$.

Dosage de la chaux. — Dans le liquide provenant du trai-
tement précédent nous avons dosé la chaux par précipitation
au moyen de l'oxalate d'ammoniaque en excès et en présence

de chlorure d'ammonium, pour empêcher la magnésie de se précipiter. L'oxalate de chaux recueilli sur un filtre, lavé et séché, est transformé par calcination modérée en carbonate de calcium que l'on pèse ; il est facile de transformer le poids trouvé en CaO.

Dosage de la magnésie. — Dans la liqueur recueillie après la séparation de la chaux, nous avons amené la précipitation de la magnésie à l'état de phosphate ammoniaco-magnésien. Après 24 heures de repos dans un endroit frais, le précipité recueilli sur un filtre et lavé à l'eau ammoniacale au 1/5 est séché et calciné dans une capsule tarée. La pesée donne le poids du pyrophosphate de magnésie formé, qui permet d'obtenir la proportion de magnésie MgO.

Potassium et sodium. — Nous avons évaporé un litre de l'échantillon d'eau au 1/5 environ, et ce liquide, privé de tous les éléments autres que les alcalins au moyen de l'eau de baryte à chaud, a été ensuite débarrassé de l'excès de celle-ci par une une solution de carbonate d'ammoniaque en quantité suffisante. L'évaporation à siccité du mélange, dans une capsule en platine, puis sa calcination ménagée, donnent un résidu constitué par les chlorures alcalins ; pesé, il égale : KCl+NaCl.

Séparation du potassium et du sodium. — Elle a été faite au moyen du chlorure de platine en excès qui précipite le potassium à l'état de chloroplatinate. En évaporant presque à siccité et lavant le résidu à l'alcool à 80°, après contact pendant deux heures, le chloroplatinate se sépare sous forme de paillettes cristallines. Ce sel est ensuite lavé par décantation avec un mélange à parties égales d'alcool et d'éther, puis desséché à l'étuve, jusqu'à ce que le poids ne varie pas ; le filtre doit être préalablement taré dans le pèse-filtres. Le

poids obtenu donne celui du chlorure double de platine et de
potassium qui, transformé, donne KCl. La différence de ce
poids sur le poids total du chlorure de potassium et sodium,
trouvé plus haut, donne le poids du chlorure de sodium. Du
poids de ces deux chlorures ont déduit facilement la proportion de potassium et de sodium.

Recherche de l'ammoniaque. — Pour rechercher l'ammoniaque nous avons employé la méthode de Trillat qui consiste
à mettre dans un tube à essai 20 à 30 cc. d'eau à analyser en
y ajoutant trois gouttes d'une solution d'iodure de potassium
à 10 o/o et deux gouttes d'une solution concentrée d'hypo-
chlorite alcalin (eau de Javelle du commerce. La coloration de
l'iodure d'azote se produit instantanément sous forme de
nuage ou de précipité brun-noirâtre quand la quantité d'ammoniaque est supérieure à 2 milligrammes par litre d'eau.

Recherche des nitrites. — Elle a été faite en mettant dans
un ballon de 50 à 100 cc. d'eau à analyser, en y ajoutant
50 centimètres cubes de réactif de Griess (à base de phény-
lène diamine) et portant au bain-marie ; s'il n'y a pas de
coloration jaune, c'est qu'il y a absence complète de nitrites.

Dosage des sulfates. — Nous avons suivi la méthode clas-
sique de précipitation de l'acide sulfurique et des sulfates, au
moyen d'un sel soluble de baryum, en sulfate de baryte ; du
poids de sulfate de baryte trouvé on déduit celui d'acide sulfurique contenu à l'état de sulfate dans l'eau à analyser.

Dosage des matières organiques. — Ce dosage peut être
effectué dans deux conditions : en solution alcaline et en solution acide. Dans le premier cas, on fait l'opération en
oxydant par le permanganate de potasse les matières organiques de l'eau, à laquelle on a ajouté une solution de bicarbo-

nale de soude. C'est ce procédé Albert Lévy que nous avons suivi. Il consiste à faire deux opérations : une sur 100 cc. d'eau et une autre sur 200 cc.; la différence entre les deux résultats donne la quantité d'oxygène absorbé en solution alcaline. Dans le deuxième cas, le dosage comporte des prises d'eau identiques, mais l'oxydation a lieu simplement sur de l'eau acidulée par l'acide sulfurique.

Dosage des gaz dissous. — L'eau est mise dans un ballon muni d'un bouchon de liège percé d'un trou laissant passer un tube recourbé communiquant avec une éprouvette graduée remplie de mercure et reposant sur une cuve également à mercure. Cette éprouvette reçoit les gaz qui sont chassés de l'eau par la chaleur. Lorsque le dégagement cesse, ce que l'on perçoit à une série de coups brusques et métalliques, l'éprouvette graduée est portée dans une cuve à eau et on effectue la lecture du volume gazeux auquel on fait subir les corrections de pression et de température.

Dosage de l'acide carbonique. — Pour doser l'acide carbonique, nous avons introduit dans l'éprouvette contenant les gaz totaux, de la potasse caustique (fragments) en excès, la diminution de volume a donné la contenance en centimètres cubes de l'acide carbonique.

Dosage de l'oxygène. — Pour doser l'oxygène, nous avons amené dans l'éprouvette, à l'aide d'une pipette recourbée, une solution d'acide pyrogallique concentrée en présence de la potasse; le nombre de centimètres cubes dont a diminué le volume de gaz donne la contenance en oxygène.

Dosage de l'azote. — La différence entre le total des volumes de l'acide carbonique et de l'oxygène et le volume total des gaz dissous donne la contenance en azote.

Nitrates. — Les nitrates ont été recherchés avec le sulfate acide de diphénylamine qui, déposé sur les résidus de l'évaporation d'un certain volume d'eau, donne une coloration jaune. Les nitrates se trouvent généralement dans les eaux même les plus pures. «Ils peuvent avoir une origine atmosphérique ou géologique, mais il vaut mieux les considérer comme provenant de la transformation des matières organiques dont ils représentent le dernier terme d'oxydation, et, par suite, le moins dangereux. Leur présence dans les eaux indique plutôt une bonne épuration, mais il ne faut cependant les y admettre qu'en faible proportion, car si l'épuration venait à s'arrêter l'eau deviendrait mauvaise».(Baucher.

Degré hydrotimétrique. — L'hydrotimétrie est une méthode rapide d'essais permettant d'être renseigné sur la dureté d'une eau, c'est-à-dire sur la quantité de sels terreux et métalliques qu'elle contient. Elle est basée sur la propriété que possède une solution hydro-alcoolique de savon de former avec les sels terreux des composés insolubles. Pour déterminer les degrés hydrotimétriques de nos échantillons, nous avons suivi la méthode indiquée dans tous les ouvrages classiques. Rappelons seulement que plusieurs degrés hydrotimétriques peuvent être recherchés. Dans la pratique, le degré total et le degré permanent, c'est-à-dire avant et après ébullition, sont importants.

Nous terminons ce sommaire exposé en donnant le tableau du Comité Consultatif d'Hygiène de France, qui résume les limites de la teneur d'une eau potable en ses divers éléments.

TABLEAU DES LIMITES CHIMIQUES DE POTABILITÉ

Comité consultatif d'Hygiène de France

	Eau très pure	Eau potable	Eau suspecte	Eau mauvaise
		En milligrammes par litre		
Degré hydrotimétrique total . .	5° à 15°	15° à 30°	Plus de 30°	Plus de 100°
Degré permanent.	2° à 5°	5° à 12°	12 à 18°	Plus de 20°
Résidu salin à 110° (4 h.)	Moins de 150 mill.	Moins de 400	de 400 à 700	Plus de 700
Chlorures en NaCl.	Moins de 27 mill.	Moins de 66	de 85 à 165	Plus de 165
Sulfates, en sulfates anhydres et de chaux	de 3 à 8 mill.	8 à 50	Plus de 50	Plus de 85
Matières organiques en oxygène emprunté au permanganate en milieu alcalin	Moins de 1 mill.	Moins de 2	de 3 à 4	Plus de 4
Nitrates	0	de 0 à 15 mill.	de 15 à 30	Plus de 30
Nitrites	0	0	traces	Quant. appréc.
Ammoniaque albuminoïde . . .	Moins de 0,05	de 0,05 à 0,10	de 0,10 à 0,15	Plus de 0,15

CHAPITRE VII

Bactériologie

Généralités. — Les eaux potables contiennent toujours un nombre plus ou moins considérable de microorganismes; les uns sont inoffensifs (c'est heureusement le plus grand nombre), les autres doués de propriétés nuisibles sont pathogènes et ne s'y trouvent qu'accidentellement. Les microbes non pathogènes paraissent vivre aux dépens des matières organiques mortes et provoquent des fermentations et de la putréfaction. Leur présence est normale dans l'eau. Quant aux bactéries pathogènes, elles ne persistent pas toujours dans l'eau, à cause de :

1° La température qui est généralement très au-dessous du degré nécessaire pour leur développement normal ;

2° La pauvreté ou l'inaptitude nourricière du milieu ;

3° La concurrence des saprophytes qui sont, en quelque sorte, chez eux dans les eaux douces ; ils n'ont pas d'accoutumance à acquérir, sont plus robustes et accaparent toute la nourriture.

On admet, en général, que par l'élévation de température et à l'obscurité une eau se peuple d'autant plus vite qu'elle est plus pure, tandis qu'une eau très microbée et très encombrée pullule moins vite et peut même devenir stérile au bout de quelque temps. Ainsi les eaux de source, qui sont en général les plus pures, sont les plus hospitalières pour les espèces pathogènes toujours très délicates et peu résistantes à la concurrence vitale si active dans les eaux très microbées. Aussi doit-on les surveiller et les protéger non seulement à leur point d'émergence, mais encore aux alentours et sur une assez grande distance.

Les microorganismes pathogènes qui menacent le plus communément les eaux sont ceux qui sont rejetés de l'organisme des malades avec les matières fécales, soit que celles-ci se déversent dans des cours d'eau, soit que leur abandon ou un mauvais mode de collectionnement leur permettent d'être entraînées par les pluies ou de passer d'une fosse d'aisance dans un puits. Il s'agit principalement des microbes de la fièvre typhoïde et du choléra, d'autant plus redoutables dans l'eau que leurs voies d'accès chez l'homme sont surtout digestives.

Et cependant, sans vouloir dénier à l'eau le grand rôle qu'elle joue dans l'étiologie de la fièvre typhoïde, il faut se garder de tomber dans l'exagération. Le bacille de la fièvre typhoïde trouve dans l'eau un milieu naturel peu favorable à sa reproduction et à sa pullulation, car il disparaît assez rapidement d'une eau quelque peu souillée de matières organiques pour céder la place aux saprophytes ses concurrents ; l'eau ne sert guère que de véhicule. Des expériences ont montré que l'eau malpropre, même lorsqu'elle renferme des matières fécales, n'engendre point la fièvre typhoïde si elle ne transporte pas, en même temps, le bacille typhique (Bacille d'Eberth), mais elle semble tout à fait capable de disposer l'économie, par son action irritante sur la muqueuse digestive, à recevoir le parasite spécial et à devenir pour lui un milieu nourricier.

Ajoutons à ce sujet que le *Bacillus typhosus* se loge partout où il peut et que l'eau ne possède pas le privilège exclusif de le transporter. L'infection des locaux, la contamination du sous-sol par des infiltrations d'égouts ou de latrines, sont des causes actives de propagation ; les mauvaises conditions hygiéniques générales au milieu desquelles vivent les agglomérations, le surmenage, les chagrins, la nostalgie, une alimentation insuffisante, en un mot tout ce qui peut déprimer l'organisme et diminuer sa résistance vis-à-vis du germe infectieux, constitue des éléments étiologiques importants qu'on ne doit pas négliger.

Analyse bactériologique

Prélèvement des Échantillons. — Nous nous sommes servi de flacons bouchés à l'émeri de 200 cc. Ces flacons, munis d'un tampon de coton hydrophile, ont été portés durant une demi-heure au four à flamber, à une température de 180° (Pendant cette opération, les bouchons en verre étaient suspendus au goulot). Après refroidissement, les tampons de coton ont été flambés et remplacés par les bouchons en verre préalablement passés à la flamme d'un bec de Bunsen.

Pour puiser les échantillons, nous avons complètement immergé les flacons dans l'eau, où ils ont été débouchés et remplis, le goulot tourné dans le sens opposé au courant. Nous les avons rebouchés sous l'eau et les bouchons ont été recouverts d'une coiffe en caoutchouc préalablemnt stérilisée. Les flacons ont été enveloppés de ouate et placés immédiatement dans la caisse spéciale pour transport.

La caisse glacière est composée d'une boîte métallique divisée en quatre compartiments pouvant contenir chacun un flacon de 200 cc. Cette boîte est contenue dans une deuxième egalement métallique de dimensions beaucoup plus grandes : l'espace compris entre elles est rempli de glace ; le tout est enfermé dans une troisième boîte en bois recouverte intérieurement de zinc ; l'espace libre est rempli de sciure de bois servant d'isolateur pour empêcher la fusion rapide de la glace. Les flacons stérilisés sont mis dans cette caisse avant de prendre les échantillons d'eau à analyser pour abaisser la température de cette dernière et empêcher ses germes de se multiplier.

Ensemencements et numération. — Nous avons stérilisé les ballons à fond plat destinés à la dilution des échantillons à l'autoclave à 120° pendant un quart d'heure. Ces ballons contenaient. le premier 9 cc., le deuxième 99 cc. ; le troisième 499 cc. d'eau distillée. Après refroidissement complet nous avons ajouté dans chacun de ces ballons un centimètre cube de l'eau à analyser à l'aide d'une pipette d'une contenance de 1 cc. stérilisée, ce qui donne chaque échantillon dilué au 1/10, au 1/100 et au 1/500.

Nous avons, d'autre part, fait fondre dans des tubes (au bain-marie à 35°) 10 cc. de gélatine et avons ajouté dans chacun d'eux 1 cc. de chaque dilution à examiner. en nous servant de nouvelles pipettes stérilisées d'une contenance de 1 cc.

Le contenu de chacun de ces tubes a été introduit ensuite dans des boîtes de Pétri, stérilisées à l'autoclave, en évitant le plus possible l'introduction des germes de l'air.

La gélatine se solidifiant emprisonne les bactéries qui sont obligées de pousser là où elles se trouvent au moment de la solidification. Les cultures étant faites, les boîtes ont été placées dans une étuve dont la température peut varier de 18 à 22°. Nous les y avons maintenues pendant un certain nombre de jours qui peut varier de 3 à 4 et plus, suivant l'activité des germes liquéfiants contenus dans l'eau. Les colonies ont été notées au fur et à mesure qu'elles se sont produites, et la numération complète a été faite le plus tard possible, mais avant l'envahissement de toute la plaque, par les liquéfiants.

Pour faciliter la numération, le fond des boîtes de Pétri a été disposé sur un papier noir quadrillé ; le nombre de colonies apparues, multiplié par le titre de la dilution, donne le nombre de microbes contenus dans un centimètre cube de l'eau ensemencée.

La numération des bactéries ne suffit pas pour se prononcer sur la qualité d'une eau qui dépend non du nombre, mais de la nature des microbes. Une eau même très riche en espèces banales est en effet meilleure qu'une eau pauvre en microbes quand le peu qu'elle en renferme est pathogène.

Certains hygiénistes voudraient faire rejeter de l'alimentation toute eau qui donnerait plus de 300 germes par cc. et même 100 lorsqu'il s'agit d'une eau filtrée ; bien peu d'eaux seraient, dans ce cas, considérées comme potables.

Miquel classe les eaux de la façon suivante, d'après leur teneur en microbes.

	Bactéries par cc.
Eau excessivement pure	0 à 10
— très pure	10 à 100
— pure	100 à 1000
— médiocre	1000 à 10000
— impure	10000 à 100000
— très impure	100000 et au delà

Macé propose le classement suivant :

	Bactéries par cc.
Eau très pure	0 à 20
— très bonne	20 à 100
— bonne	100 à 200
— médiocre	200 à 500
— mauvaise	500 à 1000
— très mauvaise	1000 à 10000

Baucher estime qu'on peut admettre des limites plus larges s'il s'agit d'espèces banales à développement lent, tandis qu'au contraire il faut être très sévère quand on se trouve en présence de germes suspects à développement rapide et à dégagement de gaz infects.

Dans les eaux d'alimentation de Perpignan, nous nous sommes contenté de rechercher les microbes dont on y a suspecté la présence, le Colibacille (infection fécale) (bacille d'Eschérich, bacille Coli Communis) et le bacille d'Eberth (bacille typhique) ; ce dernier disparaît quand il est en concurrence avec le premier.

Recherche des bacilles suspects. — Pour arriver à déceler et à compter dans une eau les Colibacilles, nous avons mis à profit la propriété qu'ils ont de vivre dans un milieu légèrement phéniqué. Par ce passage, nous avons éliminé une grande partie de germes insignifiants et surtout la plupart des liquéfiants ; nous avons recherché quel est le plus petit volume nécessaire pour obtenir une culture dans un pareil milieu.

Pour faire nos ensemencements nous nous sommes servi d'un bouillon phéniqué à 0,75 p. 1000. A cet effet, nous avons mis dans plusieurs tubes à essai 10 cc. de bouillon phéniqué, et, dans chacun d'eux, un nombre déterminé de gouttes de l'eau à analyser pour obtenir une progression. Nous avons de plus mis dans un ballon 10 cc. de bouillon nature, 10 cc. de l'eau à analyser et 10 gouttes d'acide phénique à 5 o/o ; dans un autre 20 cc. de bouillon nature, 20 cc. de l'eau à analyser et 20 gouttes d'acide phénique à 5 o/o. Tous ces ensemencements ont été portés à l'étuve pendant 4 jours au minimum. Quand il y a eu un trouble nous avons ensemencé dans des tubes contenant un mélange de bouillon, de peptone et de solution phéniquée et avons obtenu ainsi des cultures à peu près pures de bacille d'Eberth mêlé de Coli. Avant de conclure, nous avons identifié le micro-organisme trouvé en tenant compte que si c'est du Coli il doit répondre aux caractères suivants :

Ne pas liquéfier la gélatine ;

Donner de l'indol dans les solutions de peptone pancréatique ;

Faire fermenter le lactose ;

Coaguler le lait ;

L'Eberth, au contraire :

Ne liquéfie pas la gélatine :

Ne donne pas de l'indol ;

N'attaque jamais le lactose pur :

Est agglutiné par le sérum spécifique.

Bactérium Coli. — Le bactérium Coli est extrêmement répandu dans la nature ; on le trouve toujours en plus ou en moins grande quantité dans le sol, les poussières et les eaux. En devenant virulent, il donne des entérites ; on le découvre presque à l'état de pureté dans les selles des jeunes enfants. On a peut-être exagéré le jour où l'on a voulu proscrire de la consommation toutes les eaux où on le rencontrait sous prétexte que le Coli étant l'hôte habituel de l'intestin des animaux, toute eau qui le renfermait était souillée par des matières fécales. On n'est pas si exclusif aujourd'hui qu'on a démontré sa présence dans les 3/4 des eaux potables et dans beaucoup d'eaux minérales. On se contente de rejeter de la consommation celles où il se montre en trop grand nombre.

Voici la gamme que M. le professeur Vincent, du Val-de-Grâce, a établie. Elle permet de classer une eau dans les catégories suivantes selon sa teneur en Coli, par litre :

Eau pure	Pas de Coli
— assez bonne.	10 à 50
— passable, médiocre (à surveiller) .	50 à 100
— mauvaise, (impropre à la consommation)	1.000 à 10.000
— dangereuse (sûrement souillée par des matières fécales)	au-dessus de 10.000

M. Vincent estime qu'une eau ne peut être nettement accusée d'être souillée par des infiltrations de matières fécales et de renfermer des espèces pathogènes, que si on y décèle la présence de Coli en même temps que celle de bacilles de la putréfaction.

La bactériologie de l'eau est restée quelque peu obscure et discutée; seule elle fait naître des craintes souvent injustifiées. Il faut tenir compte, en effet, que les espèces pathogènes se modifient très rapidement dans l'eau en y perdant leur virulence et en passant à l'état de saprophytes, tandis que plusieurs espèces banales isolées dans les eaux parfaitement saines ont morphologiquement et même biologiquement beaucoup de points communs avec les espèces ordinairement suspectes; aussi pour éviter de graves mécomptes, faut-il n'accepter l'analyse bactériologique de l'eau que comme complément de l'analyse chimique.

CHAPITRE VIII

Analyses

Nous résumons ci-dessous les résultats chimiques et bactériologiques qui résultent de nos recherches sur les eaux des puits et sur celles du Fontinal.

Les données chimiques des analyses I, II, III, IV ont été obtenues dans le Laboratoire d'hydrologie de l'École supérieure de Pharmacie de Montpellier, sous la direction de M. le professeur-agrégé Astruc; elles ont été communiquées au Conseil municipal de Perpignan dans la séance du 4 juillet 1906 et inscrites sur le Registre des délibérations.

I. — **Eau du puits artésien de l'Abattoir** (18 juin 1906)

ANALYSE CHIMIQUE

(Les résultats sont exprimés en milligrammes et rapportés au volume du litre)

Température de l'eau	19°
Résidu fixe à 180°	232
Perte au rouge	68
Chlore (Cl)	16,3
Silice (SiO^2)	25,4
Potasse (K^2O)	1,3
Soude (Na^2O)	17,8
Fer et alumine ($Fe^2O^3 + Al^2O^3$)	2,5
Matières organiques évaluées en oxygène absorbé	1,01
Nitrites et ammoniaque	Pas de traces

Magnésie (MgO)...	21,6
Chaux (CaO)..	61,04
Acide sulfurique (SO^{4}H^2).............................	20,1
Nitrates (NO^{3}M)..	1
Degré hydrotimétrique total...........................	18°
Degré hydrotimétrique permanent..............	10°
Volume des gaz dissous.........................	52^{cc},3
Volume acide carbonique.......................	8^{cc},7
Volume oxygène................................	12^{cc},2
Volume azote..................................	31^{cc},4

EXAMEN BACTÉRIOLOGIQUE (29 août 1906)

Eau claire, limpide, quelques particules en suspension.

Température de l'eau : 18°.

Germes aérobies par c. c. : 75.

Date de la numération : 20me jour.

Passages en bouillons phéniqués et étuve à 42° : présence de quelques colonies de bactérium Coli. — Pas de bacille d'Eberth.

Conclusions. — Sa teneur en germes très faible ferait classer cette eau parmi les eaux excellentes, mais la présence de quelques Coli-bacilles non accompagnés de ceux de la putréfaction la font ranger dans les eaux potables.

II. — **Eau du puits artésien de la Loge** (18 juin 1906)

ANALYSE CHIMIQUE

Température de l'eau......................	18°
Résidu fixe à 180°........................	220
Perte au rouge...........................	60

Chlore (Cl).....................................	14,3
Silice (SiO²)...................................	25
Potasse (K²O)..................................	1,5
Soude (Na²O)...................................	18,5
Fer et alumine (Fe²O³+Al²O³).................	1,5
Matières organiques évaluées en oxygène absorbé..	1,26
Nitrites et ammoniaque...................	Pas de traces
Magnésie (MgO)................................	16,5
Chaux (CaO)...................................	68
Acide sulfurique (SO⁴H²).....................	17,6
Nitrates (NO³M)...............................	2
Degré hydrotimétrique total..................	16°
Degré hydrotimétrique permanent..............	9°
Volume des gaz dissous.......................	51ᶜᶜ
Volume acide carbonique......................	8ᶜᶜ,5
Volume oxygène...............................	13ᶜᶜ,4
Volume azote.................................	30ᶜᶜ,9

EXAMEN BACTÉRIOLOGIQUE (29 août 1906)

Eau claire, limpide, quelques particules en suspension.

Température de l'eau : 17°.

Germes aérobies par c. c. : 62.

Date de la numération : 20ᵐᵉ jour.

Passages en bouillons phéniqués et étuve à 42° : présence de quelques colonies de bactérium Coli. — Pas de bacilles d'Eberth.

Conclusion. — L'absence de liquéfiants et de bacilles de la putréfaction permet de la classer parmi les eaux potables, malgré qu'on y ait décelé la présence de quelques Coli-bacilles.

III. — Eau prise à la Galerie de Captation (18 juin 1906)

Température de l'eau..........................	16°
Résidu fixe à 180°............................	95
Perte au rouge.	25
Chlore (Cl).................................	2,6
Silice (SiO^2)..............................	12
Potasse (K^2O).............................	0,9
Soude (Na^2O).............................	6
Fer et alumine ($Fe^2O^3 + Al^2O^3$)................	2
Matières organiques évaluées en oxygène.........	0,5
Nitrites et ammoniaque....................	Pas de traces
Magnésie (MgO).............................	5,7
Chaux (CaO)...............................	21.2
Acide sulfurique (SO^4H^2).....................	7
Nitrates (NO^3M)...........................	1
Degré hydrotimétrique total.................	6,5
Degré hydrotimétrique permanent..............	3,5
Volume des gaz dissous......................	44^{cc},4
Volume oxygène............................	12^{cc},1
Volume azote..............................	22^{cc},8
Acide carbonique...........................	9^{cc},5

EXAMEN BACTÉRIOLOGIQUE (9 septembre 1906)

(Période de bas étiage)

Eau très limpide, quelques particules en suspension.

Température de l'eau ; 15°.

Germes aérobies par c. c. : 300, tous d'espèces vulgaires.

Date de la numération : 18me jour.

Passages en bouillons phéniqués et étuve à 42° ; résultat négatif. Ni bactérium Coli, ni bacille d'Eberth. Pas de pathogènes.

Conclusion. — Eau bonne.

IV.— **Eau prise au faubourg Notre-Dame (Fontinal)**
(18 juin 1906

(Période de bas étiage,

Température de l'eau..........................	18°
Résidu fixe à 180°............................	90
Perte au rouge..............................	26
Chlore (Cl).................................	2,6
Silice (SiO²)................................	10,5
Potasse (K²O)..............................	0,7
Soude (Na²O)...............................	5,1
Fer et alumine (Fe²O³ + Al²O³).............	2
Matières organiques évaluées en oxygène absorbé..	0,5
Nitrites et ammoniaque	Pas de traces
Magnésie (MgO)............................	5,4
Chaux (CaO)...............................	22,4
Acide sulfurique (SO⁴H²)..................	7,5
Nitrates (NO³M)...........................	1
Degré hydrotimétrique total	6,5
Degré hydrotimétrique permanent.............	3,5
Volume des gaz dissous......................	50ᶜᶜ
Volume oxygène.............................	12ᶜᶜ
Volume azote...............................	29ᶜᶜ,7
Acide carbonique...........................	9ᶜᶜ,1

EXAMEN BACTÉRIOLOGIQUE (19 septembre 1906)

Eau très limpide, quelques particules en suspension.

Germes aérobies par c.c. : 500 microbes banals, inoffensifs.

Date de la numération : 15me jour.

Passages en bouillons phéniqués et étuve à 42° : résultat négatif. Ni bactérium Coli, ni bacille d'Eberth ; pas de pathogènes.

Conclusion. — Eau bonne.

V.— **Eau prise à la Galerie de Captation** (23 décembre 1906)

(Période de crue)

Température de l'eau	12°
Résidu fixe à 180°	108
Perte au rouge	27,5
Chlore (Cl)	2,7
Silice (SiO²)	11
Potasse (K²O)	1,4
Soude (Na²O)	5,3
Fer et alumine (Fe²O³ + Al²O³)	2,5
Matières organiques évaluées en oxygène absorbé	0,6
Nitrites et ammoniaque	Pas de traces
Magnésie (MgO)	7,8
Chaux (CaO)	23,1
Acide sulfurique (SO⁴H²)	8,5
Nitrates (NO³M)	1,5
Degré hydrotimétrique total	8°5
Degré hydrotimétrique permanent	4°
Volume des gaz dissous	37cc,2

Volume acide carbonique...................... $7^{cc},5$

Volume oxygène............................... $9^{cc},1$

Volume azote................................. $20^{cc},5$

EXAMEN BACTÉRIOLOGIQUE

Eau claire et limpide.

Température de l'eau : 14°.

Germes aérobies par c.c. : 250.

Date de la numération : 20me jour.

Passages en bouillons phéniqués et étuve à 42° : résultat négatif. Ni bactérium Coli, ni bacille d'Eberth ; pas de pathogènes.

VI. — Eau prise au faubourg Notre-Dame (Fontinal)

(23 décembre 1906)

(Période de crue)

Température de l'eau....................... 14°

Résidu fixe à 180°......................... 105

Perte au rouge............................. 28

Chlore (Cl)................................. 2,7

Silice (SiO^2)........................... 9

Potasse (K^2O)........................... 1,3

Soude (Na^2O............................. 5,2

Fer et alumine ($Fe^2O^3 + Al^2O^3$)....... 2,5

Matières organiques évaluées en oxygène absorbé.. 0,6

Nitrites et ammoniaque................. Pas de traces

Magnésie (MgO)............................. 7,4

Chaux (CaO)................................ 24,2

Acide sulfurique (SO^4H^2)............... 8,9

Nitrates (NO^3M)......................... 1,5

Degré hydrotimétrique total . . . .   8°5

Degré hydrotimétrique permanent . . . .   4°

Volume total des gaz dissous. 39cc,7

Volume acide carbonique.   8cc,3

Volume oxygène. 10cc,2

Volume azote. 21cc,1

EXAMEN BACTÉRIOLOGIQUE

Eau claire et limpide.

Température de l'eau : 16°.

Germes aérobies par c.c. : 425. Tous d'espèces vulgaires.

Date de la numération : 17e jour.

Recherche du Coli bacille : négative. Pas de pathogènes.

Conclusion. — Eau bonne.

VII. — **Eau prise directement dans la rivière de la Tet**

(23 décembre 1906)

(Période de crue).

Température de l'eau. . . . .   10°

Résidu fixe à 180°   108

Perte au rouge.   31,5

Chlore (Cl)   2,9

Silice (SiO^2)   15

Potasse (K^{2}O)   1,3

Soude (Na^{2}O)   5,2

Fer et alumine (Fe^{2}O^3 + Al^{2}O^3)   3

Matières organiques évaluées en oxygène absorbé. .   0,65

Nitrites et ammoniaque. . . . .   Pas de traces

Magnésie (MgO)   10,5

Chaux (CaO)...................................... 39,5
Acide sulfurique (SO⁴H²)...................... 16
Nitrates (NO³M)................................. 2
Degré hydrotimétrique total.................... 9°5
Degré hydrotimétrique permanent .... 4°
Volume total des gaz dissous.... .... 32ᶜᶜ,3
Volume acide carbonique........................ 7ᶜᶜ,8
Volume oxygène... .... 8ᶜᶜ,2
Volume azote 16ᶜᶜ,3

EXAMEN BACTÉRIOLOGIQUE

Eau trouble.

Germes aérobies par c.c. : 940.

Date de la numération : 7ᵉ jour. La numération n'a pu être continuée par suite de la liquéfaction prématurée des plaques.

Passages en bouillons phéniqués et étuve à 42° : Coli bacille en abondance mêlé aux germes de la putréfaction révélés par l'odeur infecte des plaques. Pas de bacille d'Eberth.

Eau mauvaise.

CONCLUSIONS

Nous ne reviendrons pas ici sur les divers chapitres concernant l'histoire complète de l'alimentation en eau de la Ville de Perpignan. Nous avons passé en revue les nombreux projets et systèmes qui ont été proposés ou employés pour fournir à notre Cité l'eau nécessaire à ses besoins. Actuellement, ce sont les eaux de la Galerie de Captation et des puits artésiens qui sont consommées par les habitants. Il importait d'en déterminer la valeur.

Les résultats obtenus dans les diverses analyses chimiques permettent de classer nos eaux du Fontinal, au point de vue chimique, en se rapportant à la classification du Comité Consultatif d'Hygiène de France, parmi les eaux « très pures ».

Cette appréciation est d'ailleurs confirmée par les constatations de fraîcheur, de limpidité, de goût agréable, de dissolution du savon sans grumeaux, etc., etc. Ne se troublant pour ainsi dire pas par l'ébullition, les eaux du Fontinal seront employées avec avantage par les industriels ; elles encrasseront très peu leurs chaudières.

Ainsi que nous l'avons longuement exposé dans la critique de l'alimentation actuelle, les travaux qui ont été exécutés en 1904 et en 1905 avaient été rendus nécessaires. Ils ont consisté à rétablir le matelas filtrant et a rejeter les eaux de la rivière dans leur ancien lit, c'est-à-dire loin de la Galerie de filtration ; depuis lors, les eaux de surface ne se mélangent plus à celles du Fontinal qui ont repris leur pureté primitive.

Les nombreuses analyses bactériologiques qui ont été faites par les soins du Service de Santé Militaire (nous les donnerons en addenda de notre travail), ainsi que celles que nous avons effectuées nous mêmes, établissent nettement que la filtration des eaux du Fontinal est suffisamment assurée puisque les Coli-bacilles trouvés dans les eaux de la rivière n'ont été retrouvés qu'accidentellement dans les eaux filtrées et que la teneur en microbes de ces dernières a été considérablement diminuée.

Ces diverses analyses bactériologiques nous permettent d'après les classifications de Miquel et de Vincent, de ranger nos eaux du Fontinal, à peu près toujours exemptes de pathogènes, parmi les eaux «bonnes» à cause de leur teneur en microbes peu élevée.

Quant aux eaux de nos puits artésiens, la classification du Comité Consultatif d'Hygiène de France permet de les ranger parmi «les eaux potables» ; ces eaux qui contiennent très peu de bactéries seraient d'excellente qualité si elles n'étaient souillées par quelques Coli-bacilles. Toutefois, leur nombre est très petit et ils ne sont point associés aux germes de la putréfaction ; la classification admise par M. Vincent, Professeur au Val-de-Grâce, nous permet de les ranger parmi les eaux «assez bonnes». Leur qualité peut cependant être améliorée en procédant au nettoyage de ces puits et en les préservant de toute contamination par une zone cimentée assez étendue, pour empêcher les eaux répandues sur le sol de pénétrer jusqu'à la nappe profonde en suivant les tuyaux de forage.

Ainsi donc, la Ville de Perpignan est alimentée d'eau de bonne qualité, mais on doit se préoccuper néanmoins :

1° D'en augmenter la quantité qui est par trop insuffisante en temps de sécheresse ;

2° D'enlever notre Galerie de captation du voisinage du lit de la rivière car, comme nous l'avons largement indiqué dans le cours de notre travail, il est fort à craindre que les crues de ce cours d'eau l'emportent ou polluent ses eaux en y mélangeant celles de surface ;

3° On doit se rappeler que l'eau la plus pure peut être tout à coup souillée accidentellement et renfermer pendant un certain temps des microbes pathogènes qui passent à travers les meilleurs filtres. Aussi, serait-il bon de rechercher un moyen sûr et économique pour les stériliser soit par l'ozone, soit par la chaleur. (Rappelons que les eaux distribuées aux hommes de troupe sont stérilisées par l'appareil Vaillard-Desmaroux, qui débite mille litres à l'heure et donne de très bons résultats).

Le jour où les eaux du Fontinal seraient stérilisées, il deviendrait bien difficile d'en trouver de meilleures.

ADDENDA

Notre travail était terminé et en partie rédigé lorsqu'un mémoire sur les Eaux d'Alimentation de la Ville de Perpignan (de M. P. Lafont) a été publié avec des résultats paraissant quelque peu différents des nôtres, surtout au point de vue bactériologique. Nous avons pensé qu'il était de notre devoir de procéder à de nouvelles recherches sur ce sujet ; et pour nous entourer de toutes les garanties désirables, nous les avons effectuées dans le Laboratoire de Bactériologie de l'Ecole Supérieure de Pharmacie de Montpellier, sous la direction de M. le Professeur-agrégé Gaucher.

Nous donnons plus bas les résultats obtenus ; ils ne font que confirmer ceux que nous avions déjà constatés.

Nous les ferons suivre de l'exposé de quelques analyses

qui ont été faites sur les eaux du Fontinal et que nous avons
pu nous procurer grâce à l'obligeance de M. Boucher,
médecin en chef de l'Hôpital militaire de Perpignan. Elles
montrent très nettement ce que nous avons précédemment
longuement expliqué, c'est-à-dire la pureté primitive de ces
eaux, leur contamination vers 1903, et leur filtration tout à
fait satisfaisante depuis les travaux d'amélioration exécutés
en 1904-1905.

Recherches spéciales du Coli-Bacille dans l'eau du Fontinal

Ces recherches ont été faites dans le laboratoire de Bactériologie
de l'Ecole supérieure de Pharmacie de Montpellier, sous la direction
de M. le professeur-agrégé Gaucher.

Echantillons prélevés le 14 avril 1907

Période de Crue. — L'eau de la rivière était à ce moment trouble
et boueuse.

1° Eau de la Galerie de Captation.
Eau claire et limpide.
Température 14°.
2° Eau prise à un Robinet du Faubourg Notre-Dame (Fontinal).
Eau claire et limpide.
Température 15°.

MÉTHODES EMPLOYÉES

1° Méthode de Vincent

D'une part, plusieurs tubes contenant 10 cc. de bouillon phéniqué
(0 gr. 75 pour 1000) ont été ensemencés avec une à 20 gouttes d'eau
de chaque échantillon; d'autre part des ballons contenant 20, 50 et

100 cc. de bouillon et autant de gouttes d'une solution d'acide phénique à 5 o/o ont reçu respectivement 20, 50 et 100 cc. d'eau.

Ces milieux ont été portés à l'étuve à 41°. Le trouble qui s'est montré après 18 heures, s'est encore manifesté dans deux autres passages successifs.

2° Méthode de Péré

Nous avons ensemencé dans 150 cc. de bouillon phéniqué (avec 20 cc. d'une solution à 5 o/o d'acide phénique), 850 cc. de chaque échantillon. Le contenu de chacun de ces ballons a été réparti dans une dizaine de ballons plus petits, que nous avons portés à l'étuve à 35°. Le trouble apparu après les 18 heures a encore persisté dans deux autres passages.

3° Méthode de Rodet

Des cultures prises dans les milieux phéniqués et portées en boîtes de Pétri, sur gélatine ordinaire, nous ont donné des colonies toutes semblables que nous avons étudiées de la façon suivante :

Dans des tubes contenant 10 cc. de bouillon ordinaire, nous avons ensemencé quelques-unes de ces colonies et avons maintenu pendant plusieurs heures les cultures à la température de 44°. Ces milieux ont encore été troublés après 18 heures.

Les expériences qui précèdent tendaient à indiquer, dans les eaux examinées, la présence du Coli-bacille. Mais les caractères du microbe que nous avons isolé, en culture pure, par les boîtes de Pétri, ne sont nullement ceux de cette espèce. En effet, la gélatine s'est trouvée liquéfiée après 5 jours, ce qui, on le sait, ne se produit pas avec le Coli-bacille.

Pour identifier ces microbes, nous avons fait des ensemencements, dans du lait, en bouillon ordinaire et sur gélatine :

1° Le lait a été coagulé ;

2° La gélatine a été liquéfiée complètement après trente-six heures ;

3° Le bouillon a montré un trouble uniforme avec dépôt abondant après trois ou quatre jours.

L'examen microscopique des cultures en bouillon ordinaire a révélé la présence de gros bacilles très mobiles, parfois très longs, d'autres fois très courts et trapus. Leur longueur est le plus souvent de 7 à 8 µ et leur largeur de 1 µ.

Ces bacilles se colorent facilement par les méthodes ordinaires et ne prennent pas le Gram.

Les propriétés et les caractères de ces microbes se rapprochent de ceux du *Proteus vulgaris* et nous croyons pouvoir l'identifier avec cette espèce.

Essai physiologique de l'eau. — Suivant la méthode de Pouchet et Bonjean, nous avons fait une culture avec 10 cc. de bouillon et 30 cc. d'eau de la Ville qui, *à priori*, devait être la plus contaminée. Après huit jours nous avons inoculé 4 cc. de cette culture à un cobaye pesant 515 grammes. La température prise à plusieurs reprises s'est maintenue entre 35 et 36 degrés.

Le cobaye a d'ailleurs parfaitement résisté à l'inoculation : nous pouvons donc en conclure que le microbe examiné n'est pas pathogène.

CONCLUSIONS GÉNÉRALES. — Les eaux prises à la Galerie de captation et en Ville (les résultats ont été sensiblement équivalents pour les deux échantillons) contiennent un nombre relativement faible de microbes par centimètre cube. Elles ne renferment ni Coli-bacille ni aucun microbe pathogène et peuvent en conséquence être considérées comme «bonnes» au point de vue bactériologique.

ANALYSES DIVERSES

Analyses chimiques

EAU PRISE DANS LE FONTINAL PAR DE DOCTEUR E. BATLLE LE 19 MARS 1895

(Les résultats sont exprimés en milligrammes et rapportés au volume du litre).

	Eau de la Tet	Eau de l'alimentation
Résidu fixe à 100°..............	117	115
— —	120	112
Produits volatils au rouge........	22	5
Chlorure de sodium.............	9.36	5.85
Chlore......................	5.68	3.55
Sulfate de chaux...............	7	2.8
Oxygène pris au permanganate ...	3.69	2.3
Nitrates.....................	présence	présence
Carbonate de chaux	5.23	6.69
Sels de chaux..................	3.13	3.81
Sels de magnésie...............	1.87	1.87
Degré hydrotimétrique total.......	7.5	8.5
— — permanent.	5	4.7
Après le traitement par l'oxalate d'ammoniaque................	2	1.8

Analyses (14 janvier 1899) par M. le Pharmacien-Major de 1re classe

	Eau de la Tet	Eau de la Ville	Nappe profonde
Bicarbonate de chaux......	122.3	128	173
— de magnésie ...	12.5	9.63	19.61
Sulfate de chaux..........	10.98	8.26	9.29
— de magnésie.......	9	»	»
— de soude	13.3	14.1	17.7
Chlorure de magnésium ...	6.13	9.92	»
Azotate de soude..........	1.8	1.7	1.6
Chlorure de sodium	»	1.7	2.3
Silice.....................	2.3	13.3	21.4
Matières organiques, oxygène absorbé	0.9	0.4	»
Azotites................	(pas de traces)		

Conclusion. — Eaux paraissant toutes salubres au point de vue chimique.

Analyses (29 janvier 1900) Institut Bouisson-Bertrand

	Galerie	Rivière	Bornes-fontaines
Oxygène emprunté \ En solution acide....	0.65	1.2	0.7
au permanganate / — alcaline..	0.25	0.5	0.4
Ammoniaque et sels ammoniacaux.	(faibles traces)		
Azote amidé en ammoniaque......	(traces)		
Titre alcalimétrique en SO^4H^2......	80	75	80
Nitrates...,......,.. .,.......	1	1	1
Résidu sec à 110°...............	121	121	121
Composition probable du résidu :			
Chlorure de sodium..............	7.5	»	»

Analyses et essais chimiques faits, le 14 février 1903, **sur deux échantillons de l'eau de la Ville de Perpignan, par M. Causse, chargé de cours à la Faculté de Lyon.**

CONCLUSIONS. — Eaux contaminées, infectées par les produits de la putréfaction ; l'eau de la galerie est plus chargée de produits nuisibles que celle de la rivière.

Analyses bactériologiques

Analyses du Docteur Miquel (avril 1888)

Méthode des plaques :
Eau prélevée à la jauge : 200 bactéries par cc.
Eau prélevée à la gare : 200 — —

Méthode mixte :
Eau prélevée à la jauge : 200 bactéries par cc.
Eau prélevée à la gare : 286 — —

Méthode du bouillon :
Eau prélevée à la jauge : 277 bactéries par cc.
Eau prélevée à la gare : 270 — —

CONCLUSION. — Quantitativement, les eaux filtrées de la Tet renferment par cc. 270 bactéries rajeunissables dans les milieux employés habituellement pour les analyses bactériologiques ; c'est là une richesse en microbes fort voisine de celle des sources dont le chiffre des bactéries varie normalement de 10 à quelques centaines par cc.

Les eaux de la ville de Perpignan sont des eaux neuves et doivent être considérées comme potables au point de vue bactériologique.

À l'époque du prélèvement des eaux de Perpignan, le volume d'eau débité par la Tet était relativement considérable, par suite des pluies tombées dans la région.

Analyses bactériologiques

Val-de-Grâce (13 janvier 1890) par M. le Professeur-agrégé, médecin-major de 1re classe

1. *Eau de la Caserne Saint-Jacques.*

230 germes aérobies au cc.

Les bactéries isolées dans les cultures sont très peu nombreuses comme espèces et représentées uniquement par des microbes banals inoffensifs.

Eau bonne.

2. *Eau de la Caserne Saint-Martin.*

300 germes aérobies au cc.
Tous de nature vulgaire et indifférente.
Eau bonne.

3. *Eau de la Citadelle.*

500 germes aérobies au cc.
Parmi lesquels on ne rencontre que des bactéries sans caractères spéciaux.
Eau bonne.

4. *Eau de la Caserne du 12ᵉ Régiment d'infanterie*.

600 germes aérobies au cc.

Espèces banales.

Eau bonne.

Ces études bactériologiques montrent qu'à la date où les échantillons ont été examinés, les eaux distribuées à la troupe étaient relativement pures et méritaient d'être qualifiées bonnes.

Analyse du Docteur Vaillard (20 novembre 1894)

Eau de la Fontaine.

780 germes aérobies par cc. Liquéfaction au 15ᵉ jour.

Les microbes rencontrés appartiennent tous à des espèces vulgaires.

Ni bactérium Coli, ni bacille d'Eberth.

Eau bonne.

Analyses du Docteur Ferrier, répétiteur au Val-de-Grâce
(29 août 1896)

Eau de la Ville.

Nombre de germes : 20 par cc.

Recherche des germes pathogènes faite par la méthode des bouillons phéniqués : Néant.

CONCLUSION. — Eau d'excellente qualité.

Analyses du Médecin-Major de 2ᵉ classe chargé du laboratoire de bactériologie du Service de Santé de Lyon (14 janvier 1899)

1. *Eau de la Ville prise dans la canalisation des filtres du bâtiment E*.

Caractères organoleptiques: eau limpide, mais bleutée, particules en suspension.

Bactériométrie : 1890 germes aérobies, dont plusieurs liquéfiants putrides, au cc.

Espèces pathogènes : Néant.

Conclusion. — Eau médiocre en raison de sa teneur élevée en germes et surtout de la présence de nombreux liquéfiants putrides.

2. *Eau de la Ville provenant d'un robinet de la canalisation des filtres du bâtiment K.*

Caractères organoleptiques : eau limpide, sans odeur ni couleur.

Bactériométrie : 105 germes aérobies au cc., le chiffre en est peut-être inférieur en réalité, une colonie liquéfiante banale ayant envahi dès le premier jour les plaques au centième.

Espèces pathogènes : Néant.

Conclusion. — Eau pure.

3. *Eau de la Ville prise à la pompe du réservoir Sainte-Florentine.*

Caractères organoleptiques : eau limpide, mais à reflets bleutés.

Bactériométrie : 766 germes aérobies au cc. qu'il faudrait peut-être majorer, la plaque au 10e ayant été liquéfiée dès le 4e jour.

Espèces pathogènes : La culture et les inoculations n'ont pas permis d'isoler d'espèces pathogènes.

Conclusion. — Eau médiocre, mais ne renfermant pas de pathogènes.

Analyse du professeur Dubois, Université de Lyon (14 décembre 1902)

Eau de la Ville de Perpignan. — Nombre de colonies au cc. : 400. Recherche du bacille typhique et du Coli-bacille : Résultat négatif.

Conclusion. — Le nombre des colonies au cc. étant relativement restreint, aucune n'étant pathogène, l'eau de Perpignan, analysée au

Laboratoire, doit être considérée comme pure au point de vue bactériologique.

Analyses du médecin-major de 1ᵉ classe Toussaint (15 février 1903)

1. *Eau de la Galerie filtrante*.

Bactériométrie : 115 germes aérobies par cc. au 20ᵉ jour.

La recherche spéciale du bacille d'Eberth et du Coli-bacille est restée négative.

Pas d'espèces pathogènes, ni de germes de la putréfaction.

Eau bonne.

N. B. — Il résulte de la feuille de renseignements qu'au moment des grandes crues ou des pluies, la galerie filtrante peut être submergée et des germes pathogènes peuvent pénétrer dans la canalisation et être transportés dans les réservoirs de la Ville ; il semble bien que les choses doivent se passer ainsi, puisqu'on trouve dans les réservoirs de la Ville du Coli-bacille qu'on ne trouve pas dans l'eau prélevée à la galerie filtrante. A moins de pollution directe du réservoir on est conduit à admettre que le Coli-bacille qui s'y trouve n'a pas d'autre origine que celui isolé dans les eaux de la Tet qui alimentent le réservoir.

2. *Eau de la chambre de jauge*.

Bactériométrie : 128 germes aérobies par cc. au 20ᵉ jour.

La recherche du Coli-bacille et du bacille d'Eberth est restée négative.

Les espèces isolées sont des saprophytes banales.

Pas de micro-organismes pathogènes.

Eau bonne.

3. — *Eau du réservoir de la Ville*.

Bactériométrie : 585 germes aérobies par cc. au 20ᵉ jour, date de la liquéfaction prématurée des plaques, qui a suspendu la numération.

La recherche du bacille d'Eberth est restée négative.

Le Coli-bacille a été isolé en assez grande quantité ainsi que les nombreux germes de la putréfaction.

Conclusion.— Eau suspecte à raison de la présence du Coli-bacille associé aux germes de la putréfaction.

N. B. — La différence constatée dans la teneur en germes de l'eau de la Galerie filtrante et celle du réservoir, implique une pollution antérieure à la date du prélèvement actuel de l'eau.

L'absence du Coli-bacille dans la première, son existence dans la seconde, plaident en faveur de la même hypothèse.

Analyse du 9 mars 1903

Eau de la Tet.

Bactériométrie : 938 germes aérobies par cc. au 8e jour, date de la liquéfaction prématurée des plaques, qui a supprimé la numération. — Le bacille d'Eberth n'a pas été isolé de cette eau qui renferme du Coli-bacille en abondance. On y trouve également de nombreuses espèces putrides qui traduisent leur présence au dehors des plaques par la fétidité des bouillons.

Eau mauvaise ; en raison de la présence du Coli-bacille associé au germe de la putréfaction.

Analyses du 31 mars 1903

1. — *Eau de la Rivière.*

Nombre de colonies au cc. : 10.000.
Recherche du bacille-d'Eberth et du Coli-bacille : positive pour le Coli-bacille.

Conclusion. — Cette eau est à rejeter par suite de la présence du Coli-bacille.

2. – *Eau de la Citadelle.*

Nombre de colonies au cc. : 1.100.
Recherche du bacille d'Eberth et du Coli-bacille : résultat positif pour le Coli-bacille.

3. — *Eau de la chambre de jauge.*

Nombre de colonies au cc. : 110.
Recherche du Coli-bacille et bacille d'Eberth : résultat négatif.

CONCLUSION. — Eau pure au point de vue bactériologique.

Analyses du 28 avril 1904

1. — *Eau du réservoir de la Citadelle.*

Bactériométrie : 13.000 colonies aérobies au cc. la plupart liqué-
fiantes, dégageant une odeur ammoniacale ou putride. Ce chiffre
est bien au-dessous de la richesse réelle en germes, car la complète liquéfaction des plaques n'a point permis de continuer la
numération.

Recherche des espèces pathogènes : cette eau renferme en abondance des bactéries produisant la fermentation ammoniacale et putride avec formation de voiles friables et production de pigments
fluorescents.

Les bouillons phéniqués permettent en outre d'isoler le Coli-
bacille possédant tous les caractères de cette bactérie et indiquant
une souillure fécale.

2. Eau des Bornes-Fontaines de la Caserne de la Citadelle.

Bactériométrie : 6.000 germes aérobies au bout de 10 jours, dont
1/3 liquéfient la gélatine en dégageant une odeur ammoniacale et
produisant un pigment verdâtre.

Recherche des espèces pathogènes : cette eau renferme du bacille
pyocyanique, du bacille fluorescent liquéfiant, un Coli-bacille nettement caractérisé, c'est-à-dire des germes produisant la fermentation
organique indiquant une souillure fécale.

CONCLUSION. — Eau mauvaise.

Analyse du 28 mai 1904

Eau d'alimentation.

Bactériométrie : 950 colonies aérobies au cc. au bout de 12 jours, dont 550 liquéfient la gélatine en dégageant une odeur aigrelette et urineuse.

Recherche des espèces pathogènes : la culture totale a permis d'isoler un Coli-bacille possédant tous les caractères biologiques classiques de ce germe : on n'a pas trouvé de bacille d'Eberth, mais on a pu déceler du bacille fluorescent liquéfiant.

CONCLUSION. — L'eau d'alimentation de la Ville de Perpignan est relativement pauvre en germes, à la date du 28 mai ; une analyse précédente, faite le 16 avril, y décelait un chiffre de bactéries beaucoup plus élevé, s'élevant à 6.000 au cc., ce qui prouve la variabilité de sa teneur en microbes. Malheureusement, elle renferme toujours un Coli-bacille bien caractérisé, ainsi que des germes amenant la fermentation ammoniacale.

Analyses du Médecin-Major de 1re Classe M. Bille (2 juin 1905)

1. *Eau du 12e régiment d'infanterie, sans stérilisateur. (Eau de la canalisation).*

Bactériométrie : 850 germes aérobies au 15e jour, appartenant presque tous au Coli-bacille, facilement reconnaissable à ses divers caractères.

CONCLUSION. — Eau de mauvaise qualité.

2. *Eau du stérilisateur.*

Eau claire et limpide.

L'ensemencement pratiqué immédiatement n'a donné aucune culture dans le milieu suivant : bouillon phéniqué à 42°, bouillon lactosé carbonaté à 42°.

CONCLUSION. — Stérilisation parfaite.

3. *Eau du réservoir d'eau stérilisée*

Eau claire et limpide.

L'ensemencement immédiatement pratiqué dans les milieux et dans les mêmes conditions que pour l'échantillon N° 2 a donné les mêmes résultats excellents.

CONCLUSION. — Conservation parfaite.

CONCLUSIONS GÉNÉRALES. — L'eau du 12° régiment d'infanterie à Perpignan, de mauvaise qualité, est entièrement stérilisée par le stérilisateur et se maintient stérile dans le réservoir.

Analyses du 23 décembre 1905 (M. Bille)

1. *Eau de la Galerie de Captation.*

Aucune culture ni en bouillon phéniqué à 42°, ni en bouillon lactosé à 42°, ni en milieu Drigalski.

Bactériométrie : La numération est pratiquée le 15° jour après l'ensemencement sur plaques de gélatine nutritive à 20° et ne donne que 325 germes aérobies par cc. appartenant à des espèces saprophytes vulgaires.

Pas d'espèces pathogènes ni putrides.

CONCLUSION. — Eau d'excellente qualité.

2. *Eau du réservoir de la Citadelle.*

Aucune culture ni en bouillon phéniqué à 42°, ni en bouillon lactosé carbonaté à 42°, ni en milieu Drigalski.

Bactériométrie : Au 15° jour après l'ensemencement sur plaques de gélatine nutritive à 20°, on ne compte que 275 germes aérobies au cc. appartenant à des espèces saprophytes et non pathogènes ; pas d'espèces putrides ; pas de bacille d'Eberth, ni de Coli-bacille.

CONCLUSION. — Eau d'excellente qualité.

BIBLIOGRAPHIE

JAUBERT DE PASSA. — Mémoire sur les cours d'eau et les canaux d'arrosage.

GAZANYOLA. — L'Histoire du Roussillon.

HENRY. — Le Guide en Roussillon.

COREIL. — L'eau potable.

DOCTEUR EMILE FLEURY. — Précis d'hydrologie.

E. GUINOCHET. — Les eaux d'alimentation.

F. JADIN. — Hydrologie. Minéralogie.

F. BAUCHER. — Analyse chimique et bactériologique des eaux potables et minérales.

BOUCHARDAT. — Traité d'hygiène.

Archives de la Mairie.

Archives de la Préfecture.

Archives des Ponts et Chaussées.

TABLE DES MATIÈRES

GALERIE DE CAPTATION ET AMENÉE DE L'EAU POTABLE À PERPIGNAN

Tracé du Ruisseau de "Las Canals"

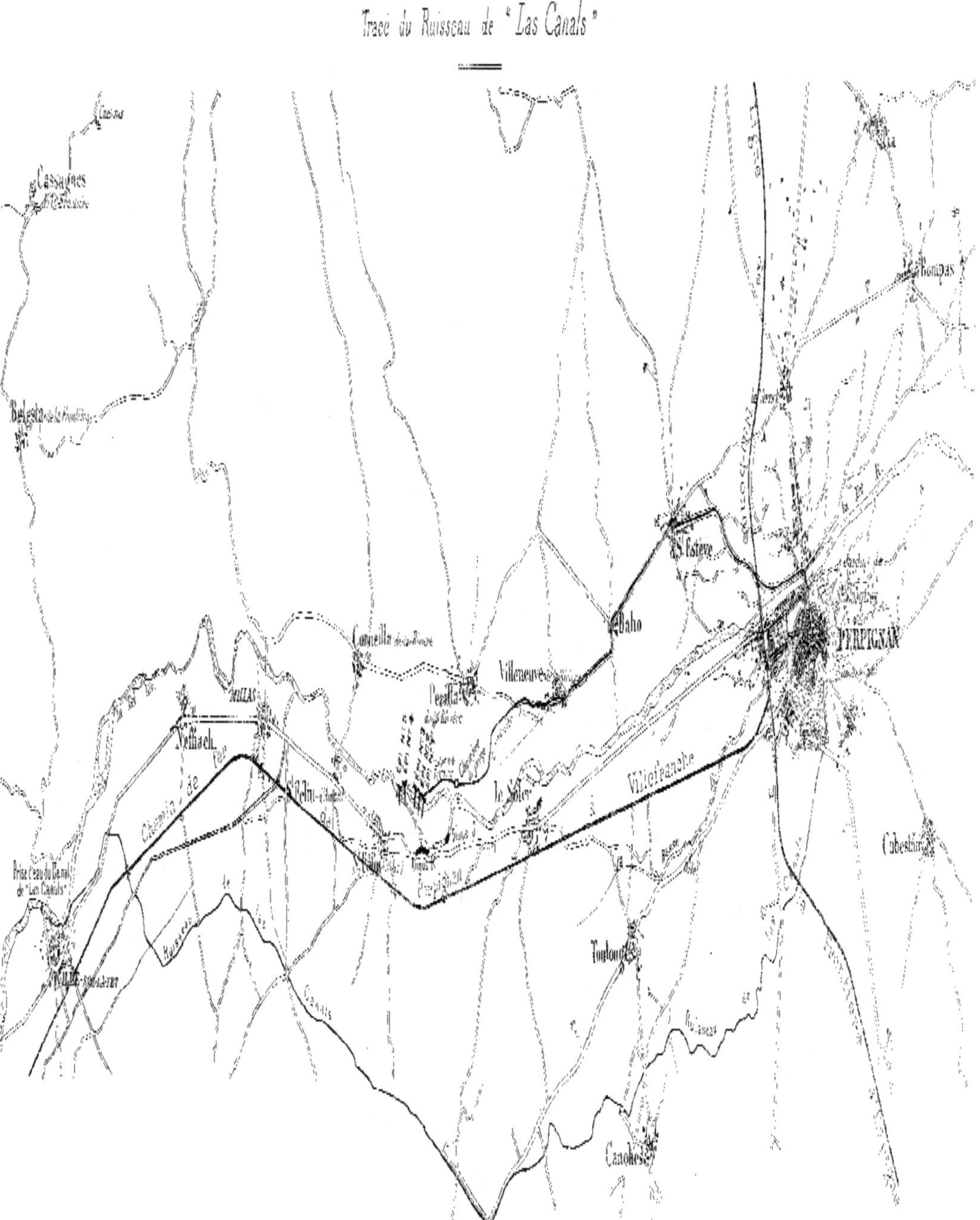

Plan de la Rivière de la Têt
aux abords de la galerie de captation
Echelle de 1 à 2500.

Détails d'un siège

Plan

Coupe AB du plan

St Malo

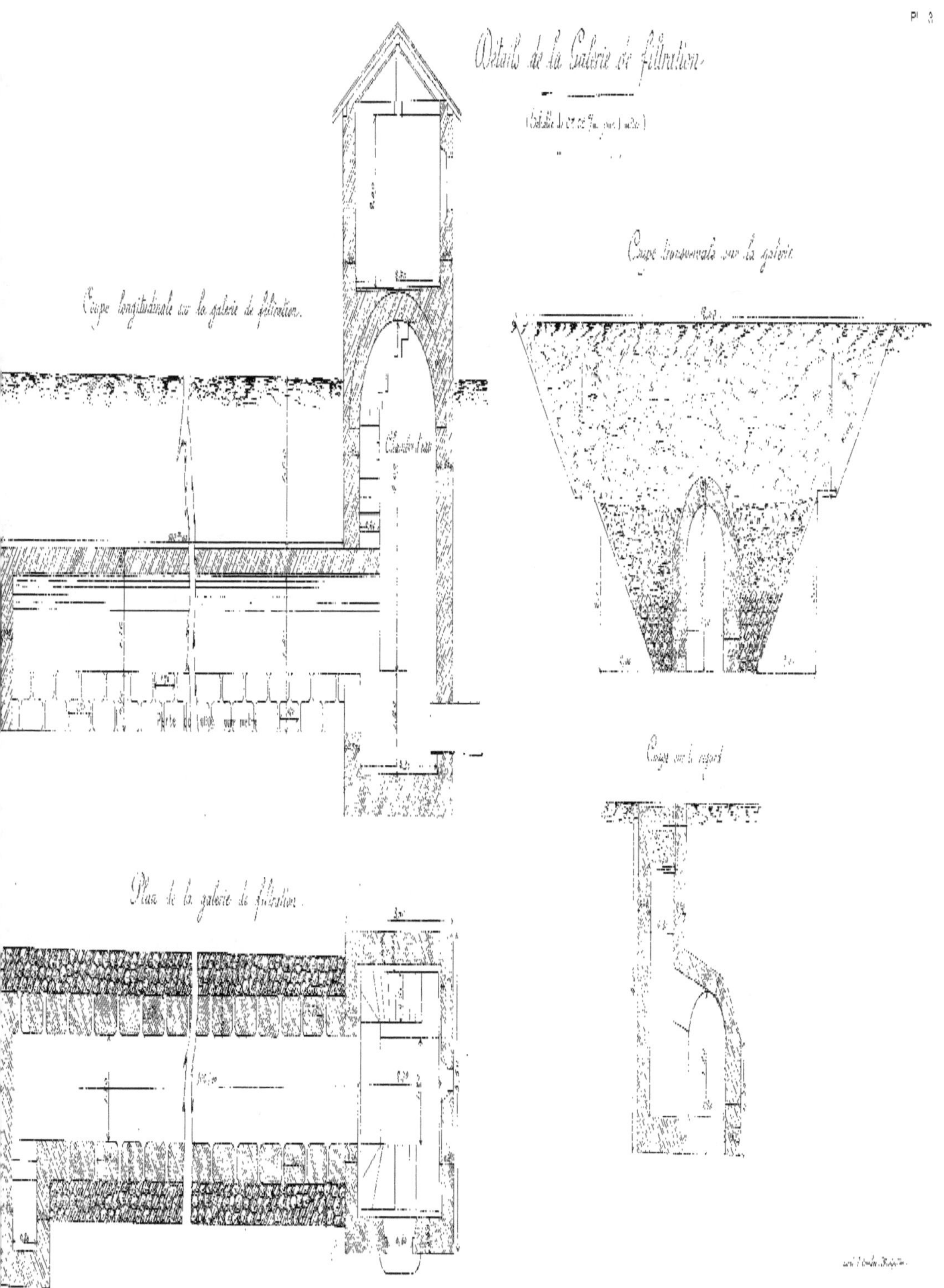
Détails de la Galerie de filtration
Coupe longitudinale sur la galerie de filtration.
Coupe transversale sur la galerie.
Plan de la galerie de filtration.

Réservoirs

(Échelle de 0ᵐ.002 ᵐ/ₘ pour 1 mètre)

Plan d'ensemble.

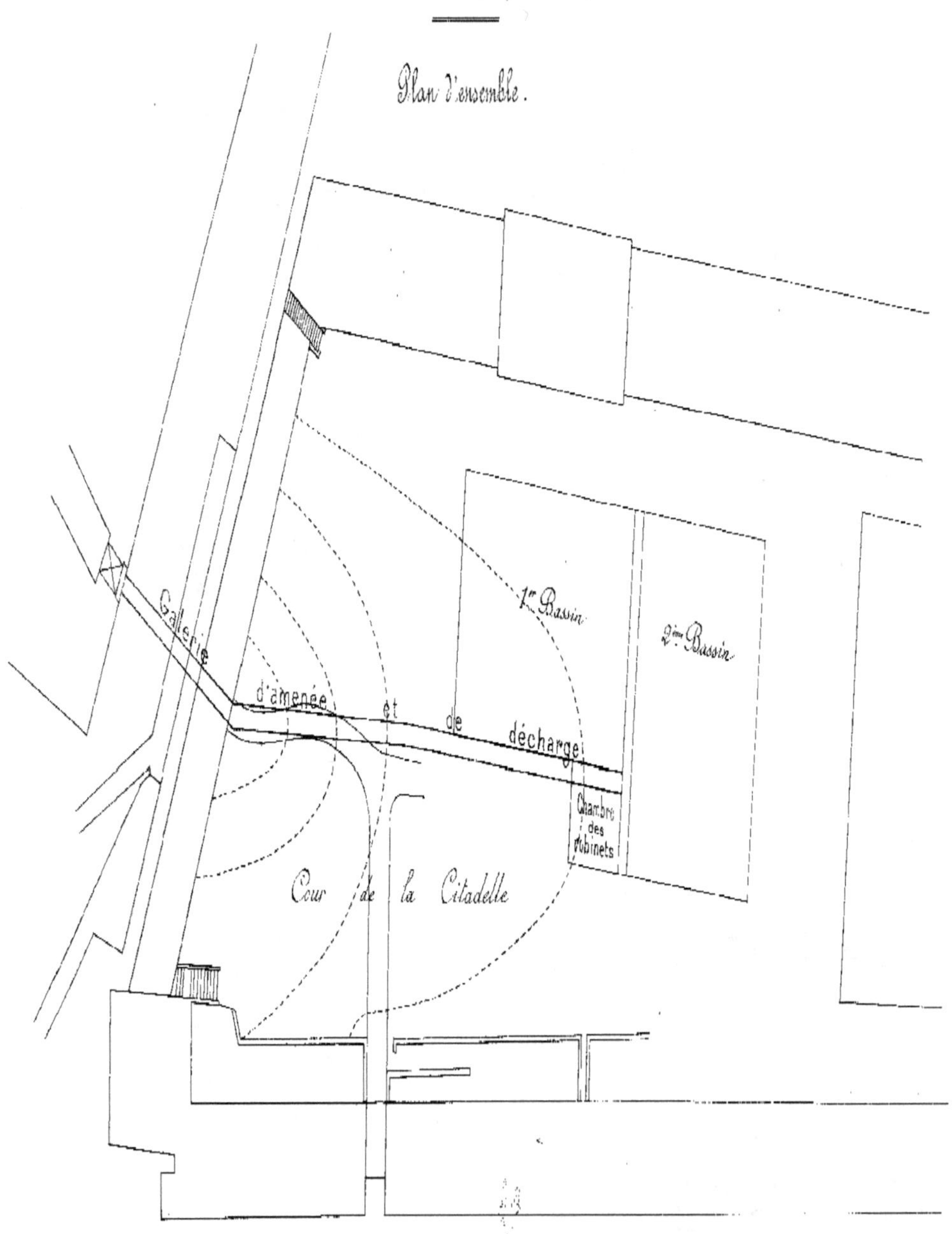

Coupe longitudinale d'un bassin

(Echelle de 0ᵐ.01 ⁶⁄₁₀ pour 1 mètre)

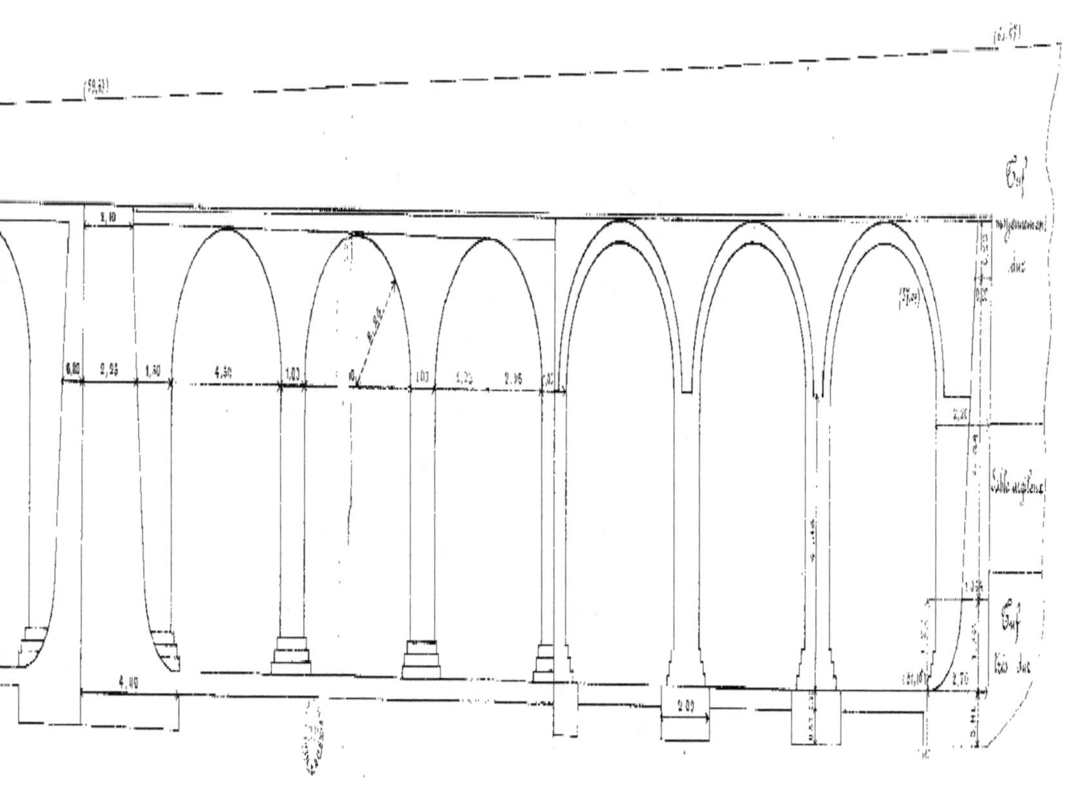

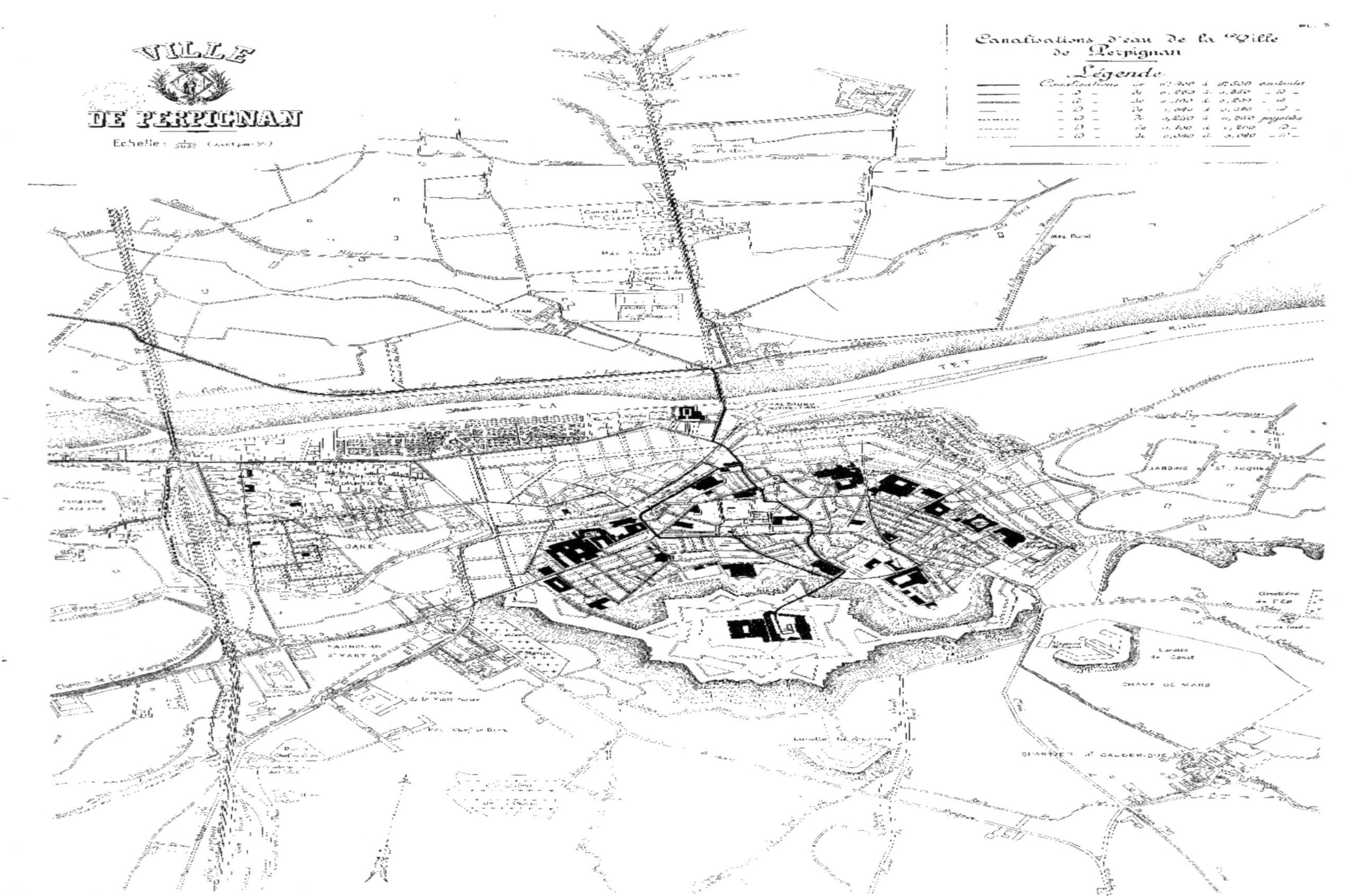

VILLE
DE PERPIGNAN
Echelle :
Canalisations d'eau de la Ville de Perpignan
Légende
TET
LA